人用医薬品
物理・化学的情報集

健全な水循環システムの構築に向けて

独立行政法人 土木研究所
東和科学株式会社 編

技報堂出版

発刊にあたって

　医薬品とは,病院で医師が患者に処方する薬や,薬局・薬店で市販されている風邪薬,胃腸薬,頭痛薬,目薬などの総称であり,薬事法(第2条)における「医薬品」の定義は以下のとおりである.
　1　日本薬局方に収められている物
　2　人又は動物の疾病の診断,治療又は予防に使用されることが目的とされている物であつて,機械器具,歯科材料,医療用品及び衛生用品(以下「機械器具等」という.)でないもの(医薬部外品を除く.)
　3　人又は動物の身体の構造又は機能に影響を及ぼすことが目的とされている物であつて,機械器具等でないもの(医薬部外品及び化粧品を除く.)

　上記医薬品は,大きく内用薬と外用薬と注射薬に分類(適用方法)することができる.これらの中で内用薬や注射薬は,生体内で代謝を受け代謝体として尿中に排泄されるほか,未変化体として尿中に排泄されることが知られている.しかし,どの程度代謝されるかについては個々の医薬品により大きく異なる.また,軟膏など外用薬としての塗り薬は,入浴時に洗い流されるケースが考えられる.尿中に排泄された,あるいは,入浴時に洗い流された医薬品は,通常,下水道に排出され下水処理場で処理された後,河川(または湖沼・海域)に排出される.

　生活用水の多くを河川・湖沼等の表流水に依存している我が国においては,河川・湖沼等の水環境の微量化学物質汚染について関心が高い.内分泌攪乱化学物質(いわゆる環境ホルモン)の環境汚染問題については記憶に新しいところであるが,最近では,類似の問題として医薬品等,生理活性を伴う微量な化学物質汚染が社会的な関心事となりつつある.日本国内においては,水環境や下水道における医薬品等による汚染実態,除去特性に関する調査や生態影響に関する調査・研究が始まったばかりであるが,欧米諸国においては数年前から先進的に行われており,政府機関が調査を行っている例(例えば,USEPA)もある.

　このような背景の中,独立行政法人土木研究所と東和科学株式会社は,医薬品の分析

発刊にあたって

　方法を開発し下水処理場や河川等での汚染状況を把握することを目的として「共同研究」を実施してきた．

　本書は，調査対象物質の選定に資するため，これまでに収集した医薬品情報を整理し，医薬品を構成する化学物質の最も基本となる物理・化学的情報についてまとめたものである．掲載した化学物質は，平成14年度国内売上高100億円以上の医療用医薬品について薬効成分ごとに整理したものであり，その数は115物質である．

　本書の編集に当たっては，多くの会社より医薬品情報の掲載許諾を頂いた．ここに記して感謝の意を表す次第である．

　現在，多くの大学・研究機関等において"健全な水循環システムの構築に向けて"種々の調査・研究が実施されているところであるが，関係する方々に本書が活用され，その助けとなることを期待する．

　平成17年11月

　　　　　　　　　　　　　　　独立行政法人土木研究所　理事長　坂　本　忠　彦
　　　　　　　　　　　　　　　東和科学株式会社　代表取締役　郷　田　文　吾

編集にあたって

　本書の編集にあたっては,以下の情報源を使用した.

1. インターネットから収集した情報

■医療用医薬品添付文書
http://www.info.pmda.go.jp/index.html
[医薬品医療機器情報提供ホームページ]
　⇒医薬品を適正にかつ安全に使用するために必要な基礎研究,臨床研究,治療試験等の結果をもとにして作成された文書である.4頁程度で,盛り込まれる情報は少ないが,頻繁に更新されている.

■インタビューフォーム
[各製薬会社のホームページ]
　⇒「医療用医薬品添付文書等の情報を補完し,薬剤師等の医療従事者に必要な情報が集約された総合的な医薬品解説書として,日病薬(社団法人日本病院薬剤師会)が記載要領を策定し,薬剤師等のために当該医療品の製薬企業に作成および提供を依頼している学術資料」と位置づけられる.
　数十頁にわたるものもあり,盛り込まれる内容は,医療用医薬品添付文書に比べて多い.

■新薬承認申請に関する資料
http://www.jpec.or.jp/contents/c12/shinyakusyouninindex.html
[財団法人日本薬剤師研修センター]
　⇒新薬承認申請の際に作成される資料であり,薬事法に定められている多くの情報が含まれる.また,この資料は,新薬の承認後,独立行政法人医薬品医療機器総合機構が作成する審査報告書と共に公開されているが,一部情報が省かれているものもある.

■新薬承認申請に対する審査報告書
　http://www.jpec.or.jp/contents/c12/shinyakusyouninindex.html
　［財団法人日本薬剤師研修センター］
　　⇒製薬会社から承認申請された医薬品に対して審査した結果をまとめた報告書で，独立行政法人医薬品医療機器総合機構が作成する．

■化学物質検索サイト
　http://chemfinder.cambridgesoft.com/　［海外のサイト］
　http://www.chemexper.com/　　　　　　［海外のサイト］
　http://nikkajiweb.jst.go.jp　　　　　　　［独立行政法人科学技術振興機構］

2. 書籍から収集した情報

- 辻彰，ほか編：2004年版薬剤師のための常用医薬品情報集，廣川書店，2004．
- 水島裕編：今日の治療薬―解説と便覧―2004，南江堂，2004．
- 日本医薬情報センター編：医療薬日本医薬品集(2005年版)，じほう，2004．
- 日本医薬情報センター編：医療薬日本医薬品集(2003年版)，じほう，2002．
- 日本医薬情報センター編：医療薬日本医薬品集(1998-99版)薬業時報社，1998．
- 日本医薬情報センター編：医療薬日本医薬品集(1997年10月版)薬業時報社，1997．
- 大阪府病院薬剤師会編：医薬品要覧(第5版)，薬業時報社，1992．
- 大阪府病院薬剤師会編：全訂医薬品要覧，薬業時報社，1983．
- 日本公定書協会監修：日本薬局方外医薬品規格2002，じほう，2002．
- 日本薬剤師研修センター：日本薬局方医薬品情報2001，じほう，2001．
- 日本公定書協会編：医療用医薬品品質情報集No.10，薬事日報社，2001．

3. 本文における出典の記載

　本文各項において，依拠した文書等出典を記載している．その際，各社の名称の右肩に記した番号により，

　　①製造元　②発売元　③輸入元　④プロモーション提携　⑤販売提携

の別を示した．

薬効成分インデックス(欧文)

A
- acarbose(アカルボース) 1
- aciclovir(アシクロビル) 3
- alfacalcidol(アルファカルシドール) 6
- allopurinol(アロプリノール) 8
- alprostadil(アルプロスタジル) 10
- ambroxol hydrochloride(塩酸アンブロキソール) 12
- amlodipine besilate(ベシル酸アムロジピン) 14
- atorvastatin calcium hydrate(アトルバスタチンカルシウム水和物) 16
- azithromycin hydrate(アジスロマイシン水和物) 18

B
- benidipine hydrochloride(塩酸ベニジピン) 20
- betamethasone(ベタメタゾン) 22
- bezafibrate(ベザフィブラート) 24
- brotizolam(ブロチゾラム) 26

C
- camostat mesilate(メシル酸カモスタット) 28
- candesartan cilexetil(カンデサルタンシレキセチル) 30
- carbon(炭素) 32
- carvedilol(カルベジロール) 34
- cefcapene pivoxil hydrochloride(塩酸セフカペンピボキシル) 36
- cefdinir(セフジニル) 38
- cefditoren pivoxil(セフジトレンピボキシル) 39
- cefotiam dihydrochloride(塩酸セフォチアム) 41
- cetirizine hydrochloride(塩酸セチリジン) 43
- ciclosporin(シクロスポリン) 45

cilostazol（シロスタゾール） 47
clarithromycin（クラリスロマイシン） 49

D
diltiazem hydrochloride（塩酸ジルチアゼム） 51
donepezil hydrochloride（塩酸ドネペジル） 53
doxazosin mesylate（メシル酸ドキサゾシン） 55

E
ebastine（エバスチン） 57
edaravone（エダラボン） 59
elcatonin（エルカトニン） 61
enalapril maleate（マレイン酸エナラプリル） 63
epalrestat（エパルレスタット） 66
epinastine hydrochloride（塩酸エピナスチン） 68
epoetin alfa（エポエチンアルファ） 70
epoetin beta（エポエチンベータ） 72
ethyl icosapentate（イコサペント酸エチル） 75
etizolam（エチゾラム） 77

F
famotidine（ファモチジン） 79
felbinac（フェルビナク） 82
fexofenadine hydrochloride（塩酸フェキソフェナジン） 84
fluconazole（フルコナゾール） 86
fluticasone propionate（プロピオン酸フルチカゾン） 88

I
imatinib mesilate（メシル酸イマチニブ） 90
imidapril hydrochloride（塩酸イミダプリル） 92
imipenem（イミペネム） 94
interferon alfa-2b（インターフェロン アルファ-2b） 96
iohexol（イオヘキソール） 98
iopamidol（イオパミドール） 100

ioversol（イオベルソール） 102
isosorbide dinitrate（硝酸イソソルビド） 103
itraconazole（イトラコナゾール） 105

K
ketotifen fumarate（フマル酸ケトチフェン） 107

L
lansoprazole（ランソプラゾール） 110
latanoprost（ラタノプロスト） 112
L-carbocisteine（L-カルボシステイン） 113
lenograstim（レノグラスチム） 115
leuprorelin acetate（酢酸リュープロレリン） 117
levofloxacin（レボフロキサシン） 119
levofolinate calcium（レボホリナートカルシウム） 121
L-glutamine（L-グルタミン） 122
limaprost alfadex（リマプロスト アルファデクス） 124
losartan potassium（ロサルタンカリウム） 126

M
manidipine hydrochloride（塩酸マニジピン） 128
mecobalamin（メコバラミン） 130
menatetrenone（メナテトレノン） 132
mexiletine hydrochloride（塩酸メキシレチン） 134
mosapride citrate（クエン酸モサプリド） 136

N
nafamostat mesilate（メシル酸ナファモスタット） 137
nicardipine hydrochloride（塩酸ニカルジピン） 139
nicergoline（ニセルゴリン） 142
nicorandil（ニコランジル） 144
nifedipine（ニフェジピン） 146
nilvadipine（ニルバジピン） 148
nitroglycerin（ニトログリセリン） 150

O

nizatidine（ニザチジン） 152

olanzapine（オランザピン） 154
olopatadine hydrochloride（塩酸オロパタジン） 156
oseltamivir phosphate（リン酸オセルタミビル） 158

P

paroxetine hydrochloride hydrate（塩酸パロキセチン水和物） 160
pilsicainide hydrochloride（塩酸ピルジカイニド） 162
polyethylene glycol treated human normal immunoglobulin
　（ポリエチレングリコール処理人免疫グロブリン） 164
pranlukast hydrate（プランルカスト水和物） 166

R

ranitidine hydrochloride（塩酸ラニチジン） 168
rebamipide（レバミピド） 170
ribavirin（リバビリン） 172
risperidone（リスペリドン） 174

S

sarpogrelate hydrochloride（塩酸サルポグレラート） 176
simvastatin（シンバスタチン） 178
sodium azulene sulfonate（アズレンスルホン酸ナトリウム） 180
sodium beraprost（ベラプロストナトリウム） 182
sodium cefoperazone（セフォペラゾンナトリウム） 185
sodium cilastatin（シラスタチンナトリウム） 187
sodium cromoglicate（クロモグリク酸ナトリウム） 189
sodium diclofenac（ジクロフェナクナトリウム） 191
sodium flomoxef（フロモキセフナトリウム） 194
sodium fluvastatin（フルバスタチンナトリウム） 196
sodium hyaluronate（ヒアルロン酸ナトリウム） 198
sodium loxoprofen（ロキソプロフェンナトリウム） 201
sodium ozagrel（オザグレルナトリウム） 203

sodium pravastatin（プラバスタチンナトリウム） 205
sodium sulbactam（スルバクタムナトリウム） 208
somatropin（ソマトロピン） 210

T

taltirelin hydrate（タルチレリン水和物） 212
tamsulosin hydrochloride（塩酸タムスロシン） 214
temocapril hydrochloride（塩酸テモカプリル） 216
teprenone（テプレノン） 218
terbinafine hydrochloride（塩酸テルビナフィン） 220
theophylline（テオフィリン） 222
ticlopidine hydrochloride（塩酸チクロピジン） 224

U

ursodeoxycholic acid（ウルソデオキシコール酸） 226

V

valaciclovir hydrochloride（塩酸バラシクロビル） 228
valsartan（バルサルタン） 230
vancomycin hydrochloride（塩酸バンコマイシン） 232
voglibose（ボグリボース） 235

医薬品情報掲載許諾会社一覧 236
商品名索引 237

薬効成分インデックス(和文)

【ア】

アカルボース(acarbose)　1
アシクロビル(aciclovir)　3
アジスロマイシン水和物(azithromycin hydrate)　18
アズレンスルホン酸ナトリウム(sodium azulene sulfonate)　180
アトルバスタチンカルシウム水和物(atorvastatin calcium hydrate)　16
アルファカルシドール(alfacalcidol)　6
アルプロスタジル(alprostadil)　10
アロプリノール(allopurinol)　8

【イ】

イオパミドール(iopamidol)　100
イオヘキソール(iohexol)　98
イオベルソール(ioversol)　102
イコサペント酸エチル(ethyl icosapentate)　75
イトラコナゾール(itraconazole)　105
イミペネム(imipenem)　94
インターフェロン アルファ-2b(interferon alfa-2b)　96

【ウ】

ウルソデオキシコール酸(ursodeoxycholic acid)　226

【エ】

エダラボン(edaravone)　59
エチゾラム(etizolam)　77
エバスチン(ebastine)　57
エパルレスタット(epalrestat)　66
エポエチンアルファ(epoetin alfa)　70
エポエチンベータ(epoetin beta)　72
エルカトニン(elcatonin)　61
塩酸アンブロキソール(ambroxol hydrochloride)　12
塩酸イミダプリル(imidapril hydrochloride)　92
塩酸エピナスチン(epinastine hydrochloride)　68
塩酸オロパタジン(olopatadine hydrochloride)　156
塩酸サルポグレラート(sarpogrelate hydrochloride)　176

塩酸ジルチアゼム(diltiazem hydrochloride) 51
塩酸セチリジン(cetirizine hydrochloride) 43
塩酸セフォチアム(cefotiam dihydrochloride) 41
塩酸セフカペンピボキシル(cefcapene pivoxil hydrochloride) 36
塩酸タムスロシン(tamsulosin hydrochloride) 214
塩酸チクロピジン(ticlopidine hydrochloride) 224
塩酸テモカプリル(temocapril hydrochloride) 216
塩酸テルビナフィン(terbinafine hydrochloride) 220
塩酸ドネペジル(donepezil hydrochloride) 53
塩酸ニカルジピン(nicardipine hydrochloride) 139
塩酸バラシクロビル(valaciclovir hydrochloride) 228
塩酸パロキセチン水和物(paroxetine hydrochloride hydrate) 160
塩酸バンコマイシン(vancomycin hydrochloride) 232
塩酸ピルジカイニド(pilsicainide hydrochloride) 162
塩酸フェキソフェナジン(fexofenadine hydrochloride) 84
塩酸ベニジピン(benidipine hydrochloride) 20
塩酸マニジピン(manidipine hydrochloride) 128
塩酸メキシレチン(mexiletine hydrochloride) 134
塩酸ラニチジン(ranitidine hydrochloride) 168

【オ】

オザグレルナトリウム(sodium ozagrel) 203
オランザピン(olanzapine) 154

【カ】

カルベジロール(carvedilol) 34
L-カルボシステイン(L-carbocisteine) 113
カンデサルタンシレキセチル(candesartan cilexetil) 30

【ク】

クエン酸モサプリド(mosapride citrate) 136
クラリスロマイシン(clarithromycin) 49
L-グルタミン(L-glutamine) 122
クロモグリク酸ナトリウム(sodium cromoglicate) 189

【サ】

酢酸リュープロレリン(leuprorelin acetate) 117

【シ】

シクロスポリン(ciclosporin) 45
ジクロフェナクナトリウム(sodium diclofenac) 191
硝酸イソソルビド(isosorbide dinitrate) 103
シラスタチンナトリウム(sodium cilastatin) 187
シロスタゾール(cilostazol) 47

シンバスタチン（simvastatin） 178

【ス】

スルバクタムナトリウム（sodium sulbactam） 208

【セ】

セフォペラゾンナトリウム（sodium cefoperazone） 185
セフジトレンピボキシル（cefditoren pivoxil） 39
セフジニル（cefdinir） 38

【ソ】

ソマトロピン（somatropin） 210

【タ】

タルチレリン水和物（taltirelin hydrate） 212
炭素（carbon） 32

【チ】

テオフィリン（theophylline） 222
テプレノン（teprenone） 218

【ニ】

ニコランジル（nicorandil） 144
ニザチジン（nizatidine） 152
ニセルゴリン（nicergoline） 142
ニトログリセリン（nitroglycerin） 150
ニフェジピン（nifedipine） 146
ニルバジピン（nilvadipine） 148

【ハ】

バルサルタン（valsartan） 230

【ヒ】

ヒアルロン酸ナトリウム（sodium hyaluronate） 198

【フ】

ファモチジン（famotidine） 79
フェルビナク（felbinac） 82
フマル酸ケトチフェン（ketotifen fumarate） 107
プラバスタチンナトリウム（sodium pravastatin） 205
プランルカスト水和物（pranlukast hydrate） 166
フルコナゾール（fluconazole） 86
フルバスタチンナトリウム（sodium fluvastatin） 196
ブロチゾラム（brotizolam） 26

薬効成分インデックス(和文)

プロピオン酸フルチカゾン(fluticasone propionate) 88
フロモキセフナトリウム(sodium flomoxef) 194

【ヘ】

ベザフィブラート(bezafibrate) 24
ベシル酸アムロジピン(amlodipine besilate) 14
ベタメタゾン(betamethasone) 22
ベラプロストナトリウム(sodium beraprost) 182

【ホ】

ボグリボース(voglibose) 235
ポリエチレングリコール処理人免疫グロブリン
　　(polyethylene glycol treated human normal immunoglobulin) 164

【マ】

マレイン酸エナラプリル(enalapril maleate) 63

【メ】

メコバラミン(mecobalamin) 130
メシル酸イマチニブ(imatinib mesilate) 90
メシル酸カモスタット(camostat mesilate) 28
メシル酸ドキサゾシン(doxazosin mesylate) 55
メシル酸ナファモスタット(nafamostat mesilate) 137
メナテトレノン(menatetrenone) 132

【ラ】

ラタノプロスト(latanoprost) 112
ランソプラゾール(lansoprazole) 110

【リ】

リスペリドン(risperidone) 174
リバビリン(ribavirin) 172
リマプロスト アルファデクス(limaprost alfadex) 124
リン酸オセルタミビル(oseltamivir phosphate) 158

【レ】

レノグラスチム(lenograstim) 115
レバミピド(rebamipide) 170
レボフロキサシン(levofloxacin) 119
レボホリナートカルシウム(levofolinate calcium) 121

【ロ】

ロキソプロフェンナトリウム(sodium loxoprofen) 201
ロサルタンカリウム(losartan potassium) 126

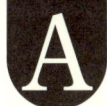

acarbose：アカルボース

化学名：*O*-4, 6-dideoxy-4-[[(1*S*, 4*R*, 5*S*, 6*S*)-4, 5, 6-trihydroxy-3-(hydroxymethyl)-2-cyclohexene-1-yl]amino]-α-D-glucopyranosyl-(1→4)-*O*-α-D-glucopyranosyl-(1→4)-D-glucopyranose [1]

効　能：糖尿病治療薬　αグルコシダーゼ阻害薬 [3]

1. 物理化学的特徴
   - 分子式：$C_{25}H_{43}NO_{18}$ [1]
   - 分子量：645.61 [1]
   - CAS-RN：56180-94-0 [4]
   - 構造式 [1]

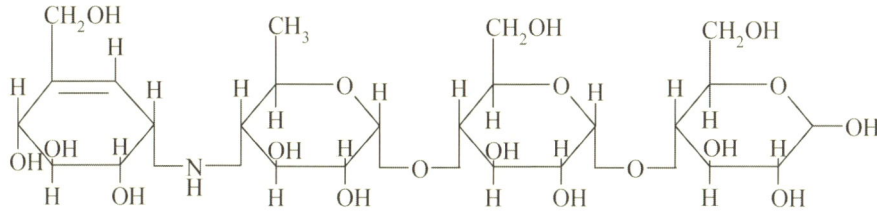

   - 溶解性 [1]

きわめて溶けやすい	水
やや溶けやすい	メタノール
溶けにくい	エタノール(95)
きわめて溶けにくい	*n*-ブタノール
ほとんど溶けない	アセトニトリル, アセトン, 酢酸エチル, ジエチルエーテル, ジクロロメタン, ヘキサン

   - 融点：250℃(分解) [2]
   - pKa：5.1 [2]
   - 分配係数(*n*-オクタノール)：分配されない [2]

2. 代謝, 排泄
   - 排泄率：0.20％(24 h 尿中)　0.21％(72 h 尿中) [1]

3. 毒　性
   - 有用な情報なし

acarbose

4. 商品名*³ (製造会社)
　　グルコバイ(バイエル薬品株式会社)

出典 ＊1 医療用医薬品添付文書：グルコバイ錠 50 mg, 100 mg, バイエル薬品①②, 2005.4改訂
　　＊2 医療薬学研究会：2004年版薬剤師のための常用医薬品情報集, 廣川書店, 2004.2.15
　　＊3 水島裕編集：今日の治療薬－解説と便覧－2004, 南江堂, 2004.3.1
　　＊4 http://www.hemexper.com/

aciclovir：アシクロビル

化学名：9-[(2-hydroxyethoxy)methyl]guanine [1]
効　能：抗ウィルス療法薬　抗ヘルペスウイルス薬 [2]

1. 物理化学的特徴
- 分子式：$C_8H_{11}N_5O_3$ [1]
- 分子量：225.21 [1]
- CAS-RN：59277-89-3 [1]
- 構造式 [1]
- 溶解性 [1]

溶けやすい	ジメチルスルホキシド
溶ける	希水酸化ナトリウム試液, 希塩酸, アンモニア試液
やや溶けにくい	酢酸(100)
溶けにくい	水
きわめて溶けにくい	メタノール, エタノール(95)
ほとんど溶けない	アセトン, 1-プロパノール, ヘキサン, ジエチルエーテル

- 融点：約300℃(分解) [1]
- pKa：9.35　2.52 [1]
- 分配係数(1-オクタノール)：＜0.001(pH 1.1 緩衝液)　0.06(pH 7.0 緩衝液) [1]
- 吸光度(λ_{max})：254〜258 nm [1]

2. 代謝, 排泄
- 排泄部位：腎臓 [1]
- 排泄率：76.0 %(48 h 尿中未変化体, 10 mg/kg 単回静脈内投与時) [1]

3. 毒　性
- 単回投与毒性試験(LD_{50})：単位(mg/kg) [1]

＞10 000(マウス；経口)	1 375(マウス♂；皮下)
1 118(マウス♀；皮下)	1 268(マウス♂；静脈内)
1 118(マウス♀；静脈内)	724(マウス♂；腹腔内)
約724(マウス♀；腹腔内)	＞20 000(ラット；経口)
620(ラット♂；皮下)	660(ラット♀；皮下)
910(ラット♂；静脈内)	750(ラット♀；静脈内)
860(ラット♂；腹腔内)	1 125(ラット♀；腹腔内)

- 反復投与毒性試験(最大無作用量)：単位(mg/kg/日) [1]

20(イヌ：1箇月；静脈内)	20(サル：1箇月；静脈内)

　　　　20(ラット；1箇月；腹腔内)　　　　5(ラット；6箇月；腹腔内)
・生殖発生毒性試験(最大無作用量)：単位(mg/kg/日)[*1]
　　　25(妊娠前，妊娠初期投与試験：ラット；皮下)
　　　＞50(器官形成期投与試験：ラット；皮下)
　　　＞50(周産，授乳期投与試験：ラット；皮下)
　　　＞50(器官形成期投与試験：ウサギ；静脈内)
・その他の特殊毒性[*1]
　　　変異原性：陰性(Ames試験，マウス優性致死試験)
　　　溶血性：認められた
　　　抗原性：示さない
　　　癌原性：認められない
　　　局所刺激性：生理食塩水より強く，0.75％酢酸より弱い

4. 商品名[*2](製造会社)
　　　ゾビラックス(グラクソ・スミスクライン株式会社)
　　　アシクリル(小林製薬工業株式会社)
　　　ビクロックス(小林化工株式会社)
　　　アストリック(日本化薬株式会社)
　　　アイラックス(辰巳化学株式会社)
　　　アクチオス(大洋薬品工業株式会社)
　　　アクチダス(シオノケミカル株式会社)
　　　アシクロビン(日本医薬品工業株式会社)
　　　アシクロメルク(メルク・ホエイ株式会社)
　　　アシビル(太田製薬株式会社)
　　　アシロベック(沢井製薬株式会社)
　　　アシロミン(メディサ新薬株式会社)
　　　クロベート(株式会社科薬)
　　　グロスパール(高田製薬株式会社)
　　　サンアシル(旭化成ファーマ株式会社)
　　　ゾビアトロン(鶴原製薬株式会社)
　　　ゾビクロビル(日本薬品工業株式会社)
　　　ゾビスタット(長生堂製薬株式会社)
　　　トミール(三菱ウェルファーマ株式会社)
　　　ビゾクロス(大正薬品工業株式会社)
　　　ビルヘキサル(日本ヘキサル株式会社)
　　　ファルラックス(東洋ファルマー株式会社)
　　　ベルクスロン(東和薬品株式会社)

出典 *1 医薬品インタビューフォーム：点滴静注用ゾビラックス，グラクソ・スミスクライン②，住友製薬③, 2001.12
　　 *2 水島裕編集：今日の治療薬－解説と便覧－2004, 南江堂, 2004.3.1

alfacalcidol：アルファカルシドール

化学名：(5Z, 7E)-9, 10-secocholesta-5, 7, 10(19)-triene-1α, 3β-diol [1]
効　能：骨・カルシウム代謝薬　活性型ビタミンD_3製剤 [2]

1. 物理化学的特徴
    - 分子式：$C_{27}H_{44}O_2$ [1]
    - 分子量：400.64 [1]
    - CAS-RN：41294-56-8 [1]
    - 構造式 [1]

    - 溶解性 [1]

溶けやすい	クロロホルム	3 *
溶けやすい	ジクロロメタン	4 *
溶けやすい	エタノール(99.5)	7 *
溶けやすい	メタノール	9 *
やや溶けやすい	アセトン	11 *
やや溶けやすい	ジエチルエーテル	23 *
ほとんど溶けない	ヘキサン	10 000 以上 *
ほとんど溶けない	水	10 000 以上 *

        ＊本品1gを溶解するのに要する溶媒量(mL)
    - 融点：137～142℃(一部分解) [1]
    - pKa：該当しない [1]
    - 旋光度：$[\alpha]_D^{20}$；+45～+53° [1]
    - 紫外吸収スペクトル：(λ_{max})；265 nm　(λ_{min})；228 nm [1]
    - 吸光度：$E_{1\,cm}^{1\%}$ (265 nm)；413～417 [1]

2. 代謝，排泄
    - 有用な情報なし

alfacalcidol

3. 毒性

- 単回投与毒性試験(LD_{50})：単位($\mu g/kg$) *1

  680(マウス♂；経口)　　710(マウス♀；経口)
  130(マウス♂；静脈内)　103(マウス♀；静脈内)
  55(マウス♂；皮下)　　58(マウス♀；皮下)
  620(ラット♂；経口)　　743(ラット♀；経口)
  110(ラット♂；静脈内)　105(ラット♀；静脈内)
  56(ラット♂；皮下)　　40(ラット♀；皮下)

- 反復投与毒性試験(最大無作用量)：単位($\mu g/kg$) *1

  0.4(ラット：1箇月；経口)　　0.1(イヌ：1箇月；経口)
  0.08(ラット：3箇月；経口)　 0.004(イヌ：26週；経口)
  0.016(ラット：26週；経口)

- 生殖発生毒性試験(最大無作用量)：単位($\mu g/kg$) *1

  ＜1.6(妊娠前,妊娠初期投与試験：ラット)
  ＜2.5(器官形成期投与試験：ラット)
  ＜0.4(器官形成期投与試験：ウサギ)
  ＜1.6(周産,授乳期投与試験：ラット)

- その他の特殊毒性 *1

  抗原性：認められない
  依存性：認められない

4. 商品名 *2 (製造会社)

ワンアルファ(帝人ファーマ株式会社)
アルファロール(中外製薬株式会社)
アルカドール(日清ファルマ株式会社)
アロートール(ナガセ医薬品株式会社)
エルシボン(扶桑薬品工業株式会社)
カルサップ(清水製薬株式会社)
カルフィーナ(共和薬品工業株式会社)
ディーアルファ(沢井製薬株式会社)
トヨファロール(旭化成ファーマ株式会社)
プラチビット(東和薬品株式会社)
リモデリン(日本医薬品工業株式会社)
ワークミン(グレラン製薬株式会社)

出典　*1 医薬品インタビューフォーム：アルファロールカプセル0.25 μg, 0.5 μg, 1 μg, 3 μg, 液, 散, 中外製薬①②, 2001.12改訂

　　　*2 水島裕編集：今日の治療薬－解説と便覧－2004, 南江堂, 2004.3.1

allopurinol:アロプリノール

化学名:1*H*-pyrazolo[3, 4-*d*]pyrimidin-4-ol [1]
効　能:高尿酸血症治療薬　尿酸生成抑制薬 [2]

1. 物理化学的特徴
    - 分子式:$C_5H_4N_4O$ [1]
    - 分子量:136.11 [1]
    - CAS-RN:315-30-0 [1]
    - 構造式 [1]

    - 溶解性 [1]
        溶けにくい　　　　　　N, N-ジメチルホルムアミド
        きわめて溶けにくい　　水
        ほとんど溶けない　　　エタノール(95), ジエチルエーテル
        溶ける　　　　　　　　水酸化ナトリウム試液, アンモニア試液
    - 融点:320℃以上(分解) [1]
    - pKa:9.34 [1]
    - 分配係数(1-オクタノール/水系):0.24(pH 1.2)　0.33(pH 6.0) [1]
    - 紫外吸収スペクトル(λ_{max}):248〜252 nm(水溶液→200 000) [1]

2. 代謝, 排泄
    - 排泄部位:主に腎臓(糸球体濾過) [1]
    - 排泄率:約40%(48 h尿中)　20%(未吸収のまま, 48 h糞中) [1]

3. 毒　性
    - 単回投与毒性試験(LD_{50}):単位(mg/kg) [1]
        >1 000(マウス♂♀;経口)　　　298(マウス♂;皮下)
        399(マウス♀;皮下)　　　　　292(マウス♂;腹腔内)
        214(マウス♀;腹腔内)
    - 反復投与毒性試験(最大無作用量):単位(mg/kg) [1]
        <100(ラット:26週;経口)　　<24(ラット:12〜60週;経口)

allopurinol

- 生殖発生毒性試験：単位(mg/kg)*1
    - ＞200(催奇性試験：マウス；経口)
    - ＞200(催奇性試験：ラット；経口)
    - ＞200(催奇性試験：ウサギ；経口)
    - ＜50(催奇性試験：マウス；腹腔内)

4. 商品名*2 (製造会社)
    - ザイロリック (グラクソ・スミスクライン株式会社)
    - サロベール (大日本製薬株式会社)
    - アロシトール (田辺製薬株式会社)
    - リボール (日本シエーリング株式会社)
    - アノプロリン (アルフレッサファーマ株式会社)
    - アリスメット (辰巳化学株式会社)
    - アロチーム (沢井製薬株式会社)
    - アロック (日本ヘキサル株式会社)
    - アロリン (東和薬品株式会社)
    - アンジーフ (日本ケミファ株式会社)
    - ノイファン (ナガセ医薬品株式会社)

出典 *1 医薬品インタビューフォーム：ザイロリック錠50, 100, グラクソ・スミスクライン[1][2] 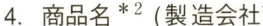, 科研製薬[4], 2003.2
　　 *2 水島裕編集：今日の治療薬－解説と便覧－2004, 南江堂, 2004.3.1

alprostadil：アルプロスタジル

化学名：7-{(1R, 2R, 3R)-3-hydroxy-2-[(1E, 3S)-3-hydroxyoct-1-en-1-yl]-5-oxocyclopentyl} heptanoic acid [1]
効　能：血管拡張薬　プロスタグランジン [3]

1. 物理化学的特徴
    - 分子式：$C_{20}H_{34}O_5$ [1]
    - 分子量：354.48 [1]
    - CAS-RN：745-65-3 [2]
    - 構造式 [1]

    - 溶解性 [1]
        溶けやすい　　　　　エタノール(99.5), テトラヒドロフラン
        溶けにくい　　　　　アセトニトリル
        ほとんど溶けない　　水
    - 融点：114〜118℃ [1]
    - pKa：4.89 [2]
    - 旋光度：$[\alpha]_D^{20}$；$-53 \sim -61°$ [2]

2. 代謝, 排泄
    - 有用な情報なし

3. 毒　性
    - 単回投与毒性試験(LD_{50})：単位(mL/kg) [2]
        $\geq$ 50(マウス；静脈内)　　　　$\geq$ 50(マウス；皮下)
        $\geq$ 50(マウス；経口)　　　　　$\geq$ 50(ラット；静脈内)
        $\geq$ 50(ラット；皮下)　　　　　$\geq$ 50(ラット；経口)
        $\geq$ 50(イヌ♂；静脈内)　　　　$\geq$ 6(イヌ♂；大腿動脈内)
        $\geq$ 2(イヌ♂；前腸間膜動脈内)

alprostadil

- 反復投与毒性試験(最大無作用量)：単位(mL/kg)[*2]
    2(ラット；3箇月；静脈内)
    1(イヌ；3箇月；静脈内)
    1(ラット；6箇月；静脈内)
- 生殖発生毒性試験(無影響量)：単位(mL/kg)[*2]
    4(♀生殖機能)
- その他の特殊毒性[*2]
    変異原性：認められない
    溶血性：ほとんどなし
    抗原性：なし
    刺激性：きわめて弱い

4. 商品名[*3](製造会社)
    パルクス(大正製薬株式会社)
    リプル(三菱ウェルファーマ株式会社)
    プリンク(大洋薬品工業株式会社)

出典 *1 医療用医薬品添付文書：パルクス注5 μg, 10 μg, 大正製薬[①], 大正富山医薬品[②], 2005.5改訂
*2 医薬品インタビューフォーム：リプル注5 μg, 10 μg, 三菱ウェルファーマ[①②], 2003.11改訂
*3 水島裕編集：今日の治療薬－解説と便覧－2004, 南江堂, 2004.3.1

ambroxol hydrochloride：塩酸アンブロキソール

化学名：*trans*-4-[(2-amino-3,5-dibromobenzyl)amino]cyclohexanol hydrochloride [1]
効　能：去痰薬　気道潤滑薬 [5]

---

1. 物理化学的特徴
    - 分子式：$C_{13}H_{18}Br_2N_2O \cdot HCl$ [1]
    - 分子量：414.56 [1]
    - CAS-RN：18683-91-5 [6]
    - 構造式 [1]

    - 溶解性 [1]

やや溶けやすい	メタノール
やや溶けにくい	水, エタノール(99.5)
溶けにくい	酢酸(100)
ほとんど溶けない	ジエチルエーテル

    - 融点：約235℃(分解) [1]
    - pKa：8.03(第二アミノ基) [2]
    - pH：4.0〜6.0 [3]

---

2. 代謝, 排泄
    - 排泄率：50〜70％(72 h 尿中未変化体及びその抱合体)
        5％(72 h 脱アルキル化体) [1]

---

3. 毒　性
    - 単回投与毒性試験(LD_{50})：単位(mg/kg) [4]

2 380(マウス♂；経口)	3 050(マウス♀；経口)
1 300(マウス♂；皮下)	1 100(マウス♀；皮下)
375(マウス♂；腹腔内)	370(マウス♀；腹腔内)
8 900(ラット♂；経口)	10 000(ラット♀；経口)
1 500(ラット♂；皮下)	1 870(ラット♀；皮下)
262(ラット♂；腹腔内)	285(ラット♀；腹腔内)

    - 生殖発生毒性試験 [4]
        認められない

・その他の特殊毒性*4
　　変異原性：認められない
　　抗原性：認められない

4. 商品名*5 (製造会社)
　　ムコソルバン(帝人ファーマ株式会社)
　　プルスマリンA(高田製薬株式会社)
　　ムコサール(日本ベーリンガーインゲルハイム株式会社)
　　アントブロン(東和薬品株式会社)
　　アンブロン(日本ユニバーサル薬品株式会社)
　　コデソルバン(長生堂製薬株式会社)
　　コフノール(日本医薬品工業株式会社)
　　ソロムコ(共和薬品工業株式会社)
　　ブローミィ(太田製薬株式会社)
　　ポノフェン(グレラン製薬株式会社)
　　ムコセラム(大洋薬品工業株式会社)
　　メクロセリン(沢井製薬株式会社)
　　ムコソルバンL(帝人ファーマ株式会社)
　　ムコサールL(日本ベーリンガーインゲルハイム株式会社)

出典 *1 医療用医薬品添付文書：ムコソルバン錠, 帝人ファーマ①②, 2005.4改訂
　　 *2 医療用 医薬品質情報集 No.10, (株)薬事日報社, 2001.11
　　 *3 日本薬局方外医薬品規格 2002, (株)じほう, 2002.9
　　 *4 医療薬 日本医薬品集, (株)薬業時報社, 1997.10
　　 *5 水島裕編集：今日の治療薬－解説と便覧－ 2004, 南江堂, 2004.3.1
　　 *6 http://www.chemexper.com/

amlodipine besilate:ベシル酸アムロジピン

化学名:(±)-3-ethyl 5-methyl 2-[(2-aminoethoxy)methyl]-4-(*o*-chlorophenyl)-1, 4-dihydro-6-methyl-3, 5-pyridinedicarboxylate benzenesulfonate [1]
効　能:降圧薬　Ca拮抗薬(ジヒドロピリジン系) [3]

1. 物理化学的特徴

- 分子式:$C_{20}H_{25}ClN_2O_5 \cdot C_6H_6O_3S$ [1]
- 分子量:567.06 [1]
- CAS-RN:111470-99-6 [2]
- 構造式 [1]

- 溶解性 [2]

溶けやすい	クロロホルム	4.8～5.1 [1]
溶けやすい	メタノール	7.4～7.6 [1]
やや溶けやすい	エタノール	12 [1]
やや溶けやすい	ジクロルメタン	17～18 [1]
溶けにくい	イソプロパノール	290～390 [1]
溶けにくい	水	330～450 [1]
溶けにくい	アセトニトリル	470～540 [1]
きわめて溶けにくい	酢酸エチル	6 100～7 000 [1]
ほとんど溶けない	エーテル	10 000以上 [1]
ほとんど溶けない	ヘキサン	10 000以上 [1]

[1] 本品1gを溶解するのに要する溶媒量(mL)

- 融点:約198℃(分解) [1]
- pKa:8.85 [2]
- 分配係数(水-オクタノール) [2]

33.1(pH 1)	18.5(pH 2)	4.4(pH 3)
7.2(pH 4)	14.0(pH 5)	24.2(pH 6)
26.1(pH 7)	≧100(pH 8)	≧2 000(pH 9)

amlodipine besilate

$\geqq 3\,000$(pH 10)　　　$\geqq 4\,000$(pH 11)　　$\geqq 6\,000$(pH 12)
・旋光性：なし(ラセミ体)*2
・紫外吸収スペクトル：吸収の極大；237, 360 nm *2

2. 代謝, 排泄
・排泄率：約3%(24 h 尿中未変化体)　約8%(144 h 尿中未変化体)*2

3. 毒　性
・単回投与毒性試験(LD_{50})：単位(mg/kg)*2
　　37(マウス♂；経口)　　　　48(マウス♀；経口)
　　36(マウス♂；皮下)　　　　37(マウス♀；皮下)
　　31(マウス♂；腹腔内)　　　34(マウス♀；腹腔内)
　　393(ラット♂；経口)　　　 686(ラット♀；経口)
　　1 158(ラット♂；皮下)　　　678(ラット♀；皮下)
　　45(ラット♂；腹腔内)　　　42(ラット♀；腹腔内)
・反復投与毒性試験(最大無作用量)：単位(mg/kg/日)*2
　　0.5(ビーグル犬：1箇月；経口)*　　3(ラット：3箇月；経口)
　　0.25(ビーグル犬：12箇月；経口)*　2(ラット：12箇月；経口)
　　＊投与量はアムロジピン換算

・生殖発生毒性試験(最大無作用量)：単位(mg/kg/日)*2
　　＞25(妊娠前, 妊娠初期投与試験：ラット：経口)
　　＞25(器官形成期投与試験：ラット；経口)
　　＞25(器官形成期投与試験：ウサギ；経口)
　　4(周産, 授乳期投与試験：ラット；経口)
・その他の特殊毒性*2
　　変異原性：認められない
　　抗原性：認められない
　　癌原性：認められない

4. 商品名 *3 (製造会社)
　　ノルバスク(ファイザー株式会社)
　　アムロジン(住友製薬株式会社)

出典 *1 医療用医薬品添付文書：ノルバスク錠2.5 mg, 5 mg, ファイザー[1][2], 2003.11改訂
　　 *2 医薬品インタビューフォーム：アムロジン錠2.5, 5, 住友製薬[1][2], 2003.1改訂
　　 *3 水島裕編集：今日の治療薬－解説と便覧－2004, 南江堂, 2004.3.1

atorvastatin calcium hydrate：
アトルバスタチンカルシウム水和物

化学名：(−)-monocalcium bis {(3*R*, 5*R*)-7-[2-(4-fluorophenyl)-5-isopropyl-3-phenyl-4-phenylcarbamoyl-1 *H*-pyrrol-1-yl]-3, 5-dihydroxyheptanoate} trihydrate [1]

効　能：高脂血症治療薬　スタチン (HMG-CoA還元酵素阻害薬) [2]

1. 物理化学的特徴
    - 分子式：$C_{66}H_{68}CaF_2N_4O_{10} \cdot 3H_2O$ [1]
    - 分子量：1209.41 [1]
    - CAS-RN：134523-03-8 [1]
    - 構造式 [1]

    - 溶解性 [1]

        | きわめて溶けやすい | メタノール | 0.18 * |
        | 溶けやすい | ジメチルスルホキシド | 1.03 * |
        | 溶けにくい | エタノール (95) | 320 * |
        | 溶けにくい | アセトニトリル | 730 * |
        | きわめて溶けにくい | 水 | 6 900 * |
        | ほとんど溶けない | ジエチルエーテル | 10 000以上 * |

        *本品1gを溶解するのに要する溶媒量(mL)

    - 融点：明確な融点を得られず [1]
    - pKa：4.2 [1]
    - 分配係数(log) (1-オクタノール) [1]
        1.21 (pH 7.0緩衝液)
    - 旋光度：$[\alpha]_D^{25}$；約−8°(1%ジメチルスルホキシド溶液) [1]

atorvastatin calcium hydrate

2. 代謝, 排泄
   - 排泄部位：糞中 [1]
   - 排泄率：89.4 ％ (糞中)　1.2 ％ (尿中) [1]

3. 毒　性
   - 単回投与毒性試験(LD_{50})：単位(mg/kg) [1]
     ＞5 000 (ラット；経口)
   - 反復投与毒性試験(無毒性量)：単位(mg/kg) [1]
     5 (ラット♂：13 週；経口)　　　20 (ラット♀：13 週；経口)
     10 (イヌ：13 週；経口)　　　　5 (ラット：52 週；経口)
     10 (イヌ：104 週；経口)
   - 生殖発生毒性試験(無毒性量)：単位(mg/kg) [1]
     20 (妊娠前, 妊娠初期投与試験：ラット♂)
     100 (器官形成期投与試験：ラット)
     10 (器官形成期投与試験：ウサギ)
     20 (周産, 授乳期投与試験：ラット)
   - その他の特殊毒性 [1]
     変異原性：陰性
     抗原性：陰性
     癌原性：認められた (ラット：400 mg/kg；経口)

4. 商品名 [2] (製造会社)
   リピトール (山之内製薬株式会社)

出典 [1] 医薬品インタビューフォーム：リピトール錠 5 mg, 10 mg, 山之内製薬①②, ファイザー⑤, 2003.8 改訂
　　[2] 水島裕編集：今日の治療薬－解説と便覧－2004, 南江堂, 2004.3.1

azithromycin hydrate：アジスロマイシン水和物

化学名：(−)-(2R, 3S, 4R, 5R, 8R, 10R, 11R, 12S, 13S, 14R)-13-[(2, 6-dideoxy-3-C-methyl-3-O-methyl-α-L-$ribo$-hexopyranosyl)oxy]-2-ethyl-3,4,10-trihydroxy-3, 5, 6, 8, 10, 12, 14-heptamethyl-11-[[3, 4, 6-trideoxy-3-(dimethylamino)-β-D-$xylo$-hexopyranosyl]oxy]-1-oxa-6-azacyclopentadecan-15-one dihydrate [1]

略　号：AZM [1]
効　能：抗生物質　マクロライド系薬(15員環薬) [3]

1. 物理化学的特徴
    ・分子式：$C_{38}H_{72}N_2O_{12} \cdot 2H_2O$ [1]
    ・分子量：785.03 [1]
    ・CAS-RN：83905-01-5 [4]
    ・構造式 [1]

    ・溶解性 [1]
        溶けやすい　　　　　アセトニトリル, メタノール, エタノール, 無水エタノール
        やや溶けやすい　　　エーテル
        ほとんど溶けない　　水
    ・融点：133～135℃ [1]

2. 代謝, 排泄
    ・排泄率：9％(168 h尿中未変化体) [1]

3. 毒 性
- 単回投与毒性試験(LD_{50}):単位(mg/kg) *2
    3 000(マウス♂;経口)　　4 000(マウス♀;経口)
    400〜600(マウス♂;腹腔内)　＞2 000(ラット;経口)
    500〜900(ラット♂;腹腔内)
- 反復投与毒性試験(無毒性量):単位(mg/kg/日) *2
    50(ラット:1箇月;経口)　　50(イヌ:1箇月;経口)
    20(ラット:6箇月;経口)　　10(イヌ:6箇月;経口)

4. 商品名 *3 (製造会社)
    ジスロマック(ファイザー株式会社)

出典 *1 医療用医薬品添付文書:ジスロマック錠250 mg,ファイザー①②, 2004.10改訂
*2 新医薬品承認申請書添付資料:ジスロマック,ファイザー,申請1997.12,承認2000.3
*3 水島裕編集:今日の治療薬−解説と便覧−2004,南江堂,2004.3.1
*4 http://www.chemexper.com/

benidipine hydrochloride：塩酸ベニジピン

化学名：3-[(3RS)-1-Benzylypipendin-3-yl]5-methyl(4RS)-1, 4-dihydro-2, 6-dimethyl-4-(3-nitrophenyl)pyridine-3, 5-dicarboxylate monohydrochloride [1]
効　能：降圧薬　Ca拮抗薬(ジヒドロピリジン系) [3]

1. 物理化学的特徴
    - 分子式：$C_{28}H_{31}N_3O_6 \cdot HCl$ [1]
    - 分子量：542.02 [1]
    - CAS-RN：91599-74-5 [2]
    - 構造式 [1]

    及び鏡像異性体

    - 溶解性 [2]

きわめて溶けやすい	ギ酸	1以下 *
溶けやすい	ジメチルホルムアミド	8*
やや溶けやすい	メタノール	21*
やや溶けやすい	エタノール	23*
溶けにくい	無水酢酸	約600*
ほとんど溶けない	水	10000以上 *
ほとんど溶けない	エーテル	10 000以上 *

    *本品1gを溶解するのに要する溶媒量(mL)

    - 融点：200℃(分解) [1]
    - pKa：7.34 [2]
    - 分配係数(log)(n-オクタノール)：3.79(pH 7.4緩衝液) [2]
    - 旋光性：示さない [1]

2. 代謝, 排泄
 ・代謝部位:肝臓[*2]

3. 毒　性
 ・単回投与毒性試験(LD_{50}):単位(mg/kg)[*2]
　　321.6(マウス♂;経口)　　　384.5(マウス♀;経口)
　　2.5(マウス♂;静脈内)　　　4.0(マウス♀;静脈内)
　　29.4(マウス♂;腹腔内)　　21.5(マウス♀;腹腔内)
　　33.5(マウス♂;皮下)　　　60.2(マウス♀;皮下)
　　87.6(ラット♂;経口)　　　197.9(ラット♀;経口)
　　4.4(ラット♂;静脈内)　　　9.4(ラット♀;静脈内)
　　15.1(ラット♂;腹腔内)　　22.9(ラット♀;腹腔内)
　　275.5(ラット♂;皮下)　　338.7(ラット♀;皮下)
 ・反復投与毒性試験(無影響量):単位(mg/kg)[*2]
　　1.5(ラット:3箇月;経口)　　0.5(イヌ:3箇月;経口)
　　0.38(ラット:12箇月;経口)　0.38(イヌ:12箇月;経口)
 ・生殖発生毒性試験(無影響量):単位(mg/kg)[*2]
　　3(妊娠前,妊娠初期投与試験:ラット;経口)
　　6(器官形成期投与試験:ラット;経口)
　　50(器官形成期投与試験:ウサギ;経口)
　　6(周産,授乳期投与試験:ラット;経口)
 ・その他の特殊毒性[*2]
　　変異原性:認められない
　　抗原性:認められない
　　癌原性:認められない

4. 商品名[*3](製造会社)
　コニール(協和発酵工業株式会社)

出典 [*1] 医療用医薬品添付文書:コニール錠2・4・8,協和発酵工業[①②],2005.5
　　 [*2] 医薬品インタビューフォーム:コニール錠2・4・8,協和発酵工業[①②],2004.4改訂
　　 [*3] 水島裕編集:今日の治療薬－解説と便覧－2004,南江堂,2004.3.1

betamethasone：ベタメタゾン

化学名：9-Fluoro-11β, 17, 21-trihydroxy-16β-methylpregna-1, 4-diene-3, 20-dione [1]
効　能：副腎皮質ステロイド(主として全身投与用) [5]

1. 物理化学的特徴
    - 分子式：$C_{22}H_{29}FO_5$ [1]
    - 分子量：392.46 [1]
    - CAS-RN：378-44-9 [6]
    - 構造式 [1]

    - 溶解性 [1]
        やや溶けにくい　　　　　メタノール, エタノール(95), アセトン, 1, 4-ジオキサン
        きわめて溶けにくい　　　ジエチルエーテル, クロロホルム
        ほとんど溶けない　　　　水
    - 融点：約240℃(分解) [1]
    - 旋光度：$[\alpha]_D^{20}$；+115～+121° [2,3]

2. 代謝, 排泄
    - 代謝部位：肝臓 [2,4]
    - 排泄部位：胆汁 [2,4]

3. 毒　性
    - 単回投与毒性試験(LD_{50})：単位(mg/kg) [2,4]
        ＞1 607(マウス♂；経口)　　　1 667(マウス♀；経口)
    - 反復投与毒性試験(最大無作用量)：単位(mg/kg) [4]
        ＜3(ラット：28日)
    - 生殖発生毒性試験 [2,4]
        胎仔毒性：認められた
    - その他の特殊毒性 [2,4]
        局所刺激性：認められない

4. 商品名 *5 (製造会社)
   リンデロン(塩野義製薬株式会社)
   ステラロールB(わかもと製薬株式会社)
   ベータメサ(同仁医薬化工株式会社)
   ベタメサゾン(沢井製薬株式会社)
   リネステロン(扶桑薬品工業株式会社)
   リノロサール(わかもと製薬株式会社)

出典 *1 医療用医薬品添付文書：リンデロンシロップ,塩野義製薬[1][2],シェリング・プラウ・インターナショナル社[4], 2002.8改訂
　　 *2 医薬品インタビューフォーム：サクコルチン錠,日本薬品工業[1][2], 2004.9改訂
　　 *3 第十四改正 日本薬局方解説書,廣川書店, 2001.6
　　 *4 日本薬局方 医薬品情報 2001,(株)じほう, 2001.3
　　 *5 水島裕編集：今日の治療薬－解説と便覧－2004, 南江堂, 2004.3.1
　　 *6 http://www.chemexper.com/

bezafibrate：ベザフィブラート

化学名：2-[*p*-[2-(*p*-chlorobenzamido)ethyl]phenoxy]-2-methylpropionic acid [1]
効　能：高脂血症治療薬　フィブラート系 [3]

1. 物理化学的特徴
・分子式：$C_{19}H_{20}ClNO_4$ [1]
・分子量：361.82 [1]
・CAS-RN：41859-67-0 [2]
・構造式 [1]

$$Cl-\text{C}_6\text{H}_4-CONHCH_2CH_2-\text{C}_6\text{H}_4-O-C(CH_3)_2-COOH$$

・溶解性 [1]
　　溶けやすい　　　　　　*N, N*-ジメチルホルムアミド
　　やや溶けやすい　　　　メタノール
　　やや溶けにくい　　　　エタノール(99.5), アセトン
　　きわめて溶けにくい　　ジエチルエーテル
　　ほとんど溶けない　　　水
・融点：181〜185℃ [1]
・pKa：3.40 [2]
・旋光度：$[\alpha]_D^{20}$；0.00〜0.04° [2]

2. 代謝, 排泄
・排泄率：69.1％(48 h尿中) [1]

3. 毒　性
・単回投与毒性試験(LD_{50})：単位(mg/kg) [2]
　　759(マウス♂；経口)　　　　　723(マウス♀；経口)
　　1 635(マウス♂；皮下)　　　　1 715(マウス♀；皮下)
　　626(マウス♂；腹腔内)　　　　603(マウス♀；腹腔内)
　　1 088(ラット♂；経口)　　　　1 082(ラット♀；経口)
　　1 580(ラット♂；皮下)　　　　2 363(ラット♀；皮下)
　　609(ラット♂；腹腔内)　　　　638(ラット♀；腹腔内)
　　＞1 000(サル♂；経口)　　　　2 000(サル♂；皮下)
・反復投与毒性試験(無影響量)：単位(mg/kg/日) [2]

　　　　111(ラット♂:13週;経口)　　115(ラット♀:13週;経口)
　　　　125(サル:13週;経口)　　　250(サル:12箇月;経口)
　　　　確実中毒量
　　　　＜363(ラット♂;18箇月;経口)　＜379(ラット♀:13週;経口)
・生殖発生毒性試験*2
　　　　認められない(妊娠前,妊娠初期投与試験:ラット)
　　　　認められない(器官形成期投与試験:ラット)
　　　　認められない(器官形成期投与試験:ウサギ)
　　　　認められない(周産,授乳期投与試験:ラット)
・その他の特殊毒性*2
　　　　変異原性:認められない
　　　　抗原性:認められない
　　　　癌原性:認められない

4. 商品名*3(製造会社)
　　　ベザトール SR(キッセイ薬品工業株式会社)
　　　ベザリップ(中外製薬株式会社)
　　　ケンペラート SR(ニプロファーマ株式会社)
　　　ナトリス SR(前田薬品工業株式会社)
　　　ブシャール SR(株式会社陽進堂)
　　　ブナトール SR(ダイト株式会社)
　　　ベザスター SR(東和薬品株式会社)
　　　ベザテート SR(沢井製薬株式会社)
　　　ベザテリオ SR(小林化工株式会社)
　　　ベザフィブレート SR(日本医薬品工業株式会社)
　　　ベザレックス SR(メディサ新薬株式会社)
　　　ベトロール SR(日本薬品工業株式会社)
　　　ベファルラート SR(長生堂製薬株式会社)
　　　ベリアトール SR(鶴原製薬株式会社)
　　　ミデナール L(シオノケミカル株式会社)

出典 *1 医療用医薬品添付文書:ベザリップ錠100 mg, 200 mg, 中外製薬[1][2], 2005.6改訂
　　 *2 医薬品インタビューフォーム:ベザリップ錠, 100 mg錠, 中外製薬[1][2], 2002.10改訂
　　 *3 水島裕編集:今日の治療薬-解説と便覧-2004, 南江堂, 2004.3.1

brotizolam：ブロチゾラム

化学名：2-bromo-4-(*o*-chlorophenyl)-9-methyl-6*H*-thieno[3, 2-*f*]-s-triazolo [4, 3-a][1, 4]diazepine [1]
効　能：睡眠薬　ベンゾジアゼピン系睡眠薬(短時間型) [3]

1. 物理化学的特徴
・分子式：$C_{15}H_{10}BrClN_4S$ [1]
・分子量：393.69 [1]
・CAS-RN：57801-81-7 [4]
・構造式 [1]

・溶解性 [1]

溶けやすい	酢酸(100), ジクロロメタン
やや溶けにくい	メタノール
溶けにくい	エタノール(95), アセトン, 2-ブタノン
きわめて溶けにくい	無水ジエチルエーテル
ほとんど溶けない	水

・融点：208〜212℃ [1]

2. 代謝, 排泄
・排泄部位：尿中および糞中 [2]
・排泄率：64.9 % (96 h 尿中)　　21.6 % (96 h 糞中) [1]

3. 毒　性
・単回投与毒性試験(LD_{50})：単位(mg/kg) [2]

＞10 000(マウス；経口)	920(マウス；腹腔内)
＞20(マウス；静脈内)	＞10 000(ラット；経口)
＞1 000(ラット；腹腔内)	＞20(ラット；静脈内)

4. 商品名 *³ (製造会社)
　　レンドルミン(日本ベーリンガーインゲルハイム株式会社)
　　レンドルミン D(日本ベーリンガーインゲルハイム株式会社)
　　アムネゾン(日新製薬株式会社)
　　グッドミン(三菱ウェルファーマ株式会社)
　　シンベラミン(大洋薬品工業株式会社)
　　ゼストロミン(東和薬品株式会社)
　　ネストローム(辰巳化学株式会社)
　　ノクスタール(アルフレッサファーマ株式会社)
　　ブロゾーム(ニプロファーマ株式会社)
　　ブロチゾラン(日本医薬品工業株式会社)
　　ブロメトン(メルク・ホエイ株式会社)
　　ユリモラン(長生堂製薬株式会社)
　　レドルパー(大原薬品工業株式会社)
　　レンデム(メディサ新薬株式会社)
　　ロンフルマン(共和薬品工業株式会社)

出典　*1　医療用医薬品添付文書：レンドルミン D 錠 0.25 mg, 日本ベーリンガーインゲルハイム[1,2], 2002.3
　　　*2　医療薬 日本医薬品集, (株)薬業時報社, 1997.10
　　　*3　水島裕編集：今日の治療薬 — 解説と便覧 — 2004, 南江堂, 2004.3.1
　　　*4　http://www.chemexper.com/

camostat mesilate：メシル酸カモスタット

化学名：*N, N*-Dimethylcarbamoylmethyl 4-(4-guanidino-benzoyloxy) phenylacetate monomethanesulfonate [1]
効　能：膵疾患治療薬　蛋白分解酵素阻害薬 [5]

1. 物理化学的特徴

- 分子式：$C_{20}H_{22}N_4O_5 \cdot CH_4O_3S$ [1]
- 分子量：494.52 [1]
- CAS-RN：59721-29-8 [6]
- 構造式 [1]

- 溶解性 [1]

やや溶けにくい	水
溶けにくい	エタノール(95)
ほとんど溶けない	ジエチルエーテル

- 融点：194～198℃ [2,3]

2. 代謝, 排泄

- 排泄率：約20％(5～6 h尿中) [1]

3. 毒　性

- 単回投与毒性試験(LD_{50})：単位(mg/kg) [2,4]

4 500(マウス♂；経口)	4 040(マウス♀；経口)
1 360(マウス♂；皮下)	1 400(マウス♀；皮下)
210(マウス♂；静脈内)	200(マウス♀；静脈内)
4 392(ラット♂；経口)	4 720(ラット♀；経口)
1 320(ラット♂；皮下)	1 420(ラット♀；皮下)
152(ラット♂；静脈内)	173(ラット♀；静脈内)

・反復投与毒性試験(最大安全量)：単位(mg/kg) [2,4]
　　235〜550(ラット：180日；経口)
・生殖発生毒性試験(最大無作用量)：単位(mg/kg/日) [2,4]
　　＞500(妊娠前, 妊娠初期投与試験：ラット；経口)
　　＞1 300(器官形成期投与試験：ラット；経口)
　　＞150(器官形成期投与試験：ウサギ；経口)
　　200(周産, 授乳期投与試験：ラット；経口)
・その他の特殊毒性 [2,4]
　　抗原性：認められない
　　局所刺激性：認められない

4. **商品名** [5] **(製造会社)**
　　フオイパン(小野薬品工業株式会社)
　　アーチメント(大原薬品工業株式会社)
　　カモスタール(東和薬品株式会社)
　　カモステート(日本医薬品工業株式会社)
　　ブラークハウス(株式会社陽進堂)
　　メシタット(メディサ新薬株式会社)
　　モスパン(ダイト株式会社)
　　リーナック(前田薬品工業株式会社)
　　レセプロン(辰巳化学株式会社)

出典 [1] 医療用医薬品添付文書：フオイパン錠, 小野薬品工業[1,2], 2003.9改訂
　　 [2] 医薬品インタビューフォーム：カモステート錠100, 日本医薬品工業[1,2], 2002.9
　　 [3] 医療薬 日本医薬品集, (株)じほう, 2004.10
　　 [4] 日本薬局方 医薬品情報 2001, (株)じほう, 2001.3
　　 [5] 水島裕編集：今日の治療薬－解説と便覧－2004, 南江堂, 2004.3.1
　　 [6] http://www.chemexper.com/

candesartan cilexetil：
カンデサルタンシレキセチル

化学名：(±)-1-(cyclohexyloxycarbonyloxy)ethyl 2-ethoxy-1-[[2'-(1H- tetrazol-5-yl)biphenyl-4-yl]methyl]-1H-benzimidazole-7-carboxylate [1]
効　能：降圧薬　アンジオテンシンII受容体(AII)拮抗薬 [3]

1. 物理化学的特徴
    - 分子式：$C_{33}H_{34}N_6O_6$ [1]
    - 分子量：610.67 [1]
    - CAS-RN：145040-37-5 [4]
    - 構造式 [1]

    - 溶解性 [1]

きわめて溶けやすい	ジメチルスルホキシド
溶けやすい	ベンジルアルコール
やや溶けやすい	アセトン, 酢酸(100)
やや溶けにくい	メタノール
溶けにくい	アセトニトリル, エタノール(99.5), エーテル
ほとんど溶けない	水

    - 融点：163.6〜164.1℃(分解) [2]
    - pKa：2.1(ベンズイミダゾール環の-N=基)
            4.6(テトラゾール環の-NH-基) [2]
    - 分配係数(n-オクタノール)：＞1 000(pH 6.9) [2]

2. 代謝, 排泄
   ・排泄率：8～9％(尿中)*2

3. 毒　性
   ・有用な情報なし

4. 商品名*3(製造会社)
   ブロプレス(武田薬品工業株式会社)

出典 *1 医療用医薬品添付文書：ブロプレス錠2, 4, 8, 12, 武田薬品工業①②, 2002.12改訂
　　 *2 医療薬学研究会：2004年版薬剤師のための常用医薬品情報集, 廣川書店, 2004.2.15
　　 *3 水島裕編集：今日の治療薬－解説と便覧－2004, 南江堂, 2004.3.1
　　 *4 http://www.chemexper.com/

carbon：炭素

化学名：Carbon [*1]
効　能：吸着薬 [*2]

1. 物理化学的特徴
    - CAS-RN：90597-58-3 [*1]
    - 構造式 [*1]
        少量の酸素を含有し，炭素微結晶子がランダムに配置された難黒鉛化炭素構造

    - 溶解性 [*1]

ほとんど溶けない	水	10 000 以上 *
ほとんど溶けない	エタノール	10 000 以上 *
ほとんど溶けない	エーテル	10 000 以上 *
ほとんど溶けない	ヘキサン	10 000 以上 *
ほとんど溶けない	アセトン	10 000 以上 *
ほとんど溶けない	クロロホルム	10 000 以上 *
ほとんど溶けない	ベンゼン	10 000 以上 *

        ＊本品1gを溶かすのに要する溶媒量(mL)

    - 融点：400℃付近から徐々に減量を開始し，500℃付近から急激な発熱，減量を伴い燃焼する [*1]
    - pKa：該当しない [*1]
    - 分配係数：該当しない [*1]

2. 代謝，排泄
    - 代謝部位：該当しない [*1]

3. 毒　性
    - 単回投与毒性試験(LD_{50})：単位(mg/kg) [*1]
        ＞5 000(マウス；経口)　　　＞5 000(ラット；経口)
        ＞5 000(イヌ；経口)
    - 反復投与毒性試験(無影響量)：単位(mg/kg/日) [*1]
        ≧4 500(ラット：90日；混餌)　　≧6 000(ラット：6箇月；混餌)
        ≧4 500(イヌ：24箇月；経口)

・生殖発生毒性試験(無影響量)：単位(mg/kg/日) *1
    影響なし(妊娠前,妊娠初期投与試験：ラット；10％混餌)
    影響なし(器官形成期投与試験：ラット；10％混餌)
    ＞6 000(器官形成期投与試験：ウサギ；経口)
    影響なし(周産,授乳期投与試験：ラット；10％混餌)
・その他の特殊毒性 *1
    癌原性：認められない
    遺伝毒性：認められない

4. 商品名 *2 (製造会社)
    クレメジン(呉羽化学工業株式会社)

出典 *1 医薬品インタビューフォーム：クレメジンカプセル200,細粒,呉羽化学工業[①],三共[②],三和化学研究所[④], 2003.6
    *2 水島裕編集：今日の治療薬－解説と便覧－2004,南江堂,2004.3.1

carvedilol：カルベジロール

化学名：(±)-1-(carbazol-4-yloxy)-3-[[2-(*o*-methoxyphenoxy)ethyl]amino]-2-propanol [*1]

効　能：降圧薬　$\alpha\beta$遮断薬
　　　　狭心症治療薬　β遮断薬
　　　　心不全治療薬 [*2]

1. 物理化学的特徴
    - 分子式：$C_{24}H_{26}N_2O_4$ [*1]
    - 分子量：406.47 [*1]
    - CAS-RN：72956-09-3 [*1]
    - 構造式 [*1]

    - 溶解性 [*1]

きわめて溶けやすい	*N, N*-ジメチルホルムアミド	0.8 *
きわめて溶けやすい	ジメチルスルホキシド	0.9 *
溶けやすい	酢酸(100)	3.7 *
やや溶けやすい	アセトン	18 *
やや溶けやすい	クロロホルム	25 *
やや溶けにくい	メタノール	45 *
溶けにくい	エタノール(95)	164 *
きわめて溶けにくい	ジエチルエーテル	1 560 *
ほとんど溶けない	水	10 000 以上 *

        *本品1gを溶解するのに要する溶媒量(mL)

    - 融点：約114〜119℃ [*1]
    - pKa：7.8 [*1]
    - 分配係数(*n*-オクタノール) [*1]

31.8(pH 2.1)	18.9(pH 3.1)	22.2(pH 4.1)
25.4(pH 4.6)	121.1(pH 6.1)	184.2(pH 7.1)
238.5(pH 8.1)		

carvedilol

・旋光性：示さない(ラセミ体) *1
・紫外吸収スペクトル(λ_{max}) *1
  223, 242, 285, 319, 332 nm(メタノール)
  224, 242, 284, 318, 331 nm(アセトニトル)
  223, 242, 285, 319, 332 nm(0.1 mol/LHCl)

2. 代謝, 排泄
  ・代謝部位：肝臓 *1
  ・排泄部位：胆汁を介して糞中 *1
  ・排泄率：0.2％(48 h尿中未変化体)22.7％(48 h糞中未変化体) *1

3. 毒　性
  ・単回投与毒性試験(LD_{50})：単位(mg/kg) *1
    ＞8 000(マウス♂♀；経口)　　1 610(マウス♂；腹腔内)
    1 809(マウス♀；腹腔内)　　＞8 000(ラット♂♀；経口)
    1 276(ラット♂；腹腔内)　　1 351(ラット♀；腹腔内)
    ≧1000(イヌ♂；経口)
  ・反復投与毒性試験(最大無作用量)：単位(mg/kg/日) *1
    30(ラット：13週；経口)　　10(イヌ：13週；経口)
    10(ビーグル犬：12箇月；経口)　10(ラット：18箇月；経口)
  ・生殖発生毒性試験(最大無作用量)：単位(mg/kg/日) *1
    ＜300(妊娠前・妊娠初期投与試験：ラット)
    ＜300(器官形成期投与試験：ラット)
    ＞75(器官形成期投与試験：ウサギ)
    ＜300(周産期・授乳期投与試験：ラット)
  ・その他の特殊毒性 *1
    変異原性：認められない
    抗原性：認められない
    癌原性：認められない

4. 商品名 *2 (製造会社)
    アーチスト(第一製薬株式会社)
    アーチワン(沢井製薬株式会社)
    アテノート(大洋薬品工業株式会社)
    アニスト(東和薬品株式会社)

出典 *1 医薬品インタビューフォーム：アーチスト錠1.25 mg, 2.5 mg, 10 mg, 20 mg, 第一製薬①②, 2004.1改訂
　　 *2 水島裕編集：今日の治療薬－解説と便覧－2004, 南江堂, 2004.3.1

cefcapene pivoxil hydrochloride：塩酸セフカペンピボキシル

化学名：2, 2-dimethylpropanoyloxymethyl(6R, 7R)-7-[(Z)-2-(2-aminothiazol-4- yl) pent-2-enylamino]-3-carbamoyloxymethyl-8-oxo-5-thia-1-azabicyclo[4.2.0] oct-2-ene-2-carboxylate monohydrochloride monohydrate(IUPAC) [1]

略　　号：CFPN-PI [1]
効　　能：抗生物質　経口セフェム系薬 [2]

1. 物理化学的特徴
    ・分子式：$C_{23}H_{29}N_5O_8S_2 \cdot HCl \cdot H_2O$ [1]
    ・分子量：622.11 [1]
    ・CAS-RN：147816-24-8 [1]
    ・構造式 [1]

    ・溶解性 [1]

溶けやすい [1]	N, N-ジメチルホルムアミド	1.5 [2]
溶けやすい [1]	メタノール	1.6 [2]
やや溶けやすい [1]	エタノール(99.5)	11 [2]
やや溶けにくい [1]	エタノール(95)	36 [2]
溶けにくい [1]	アセトン	166 [2]
溶けにくい [1]	アセトニトリル	388 [2]
溶けにくい [1]	水	533 [2]
きわめて溶けにくい [1]	酢酸エチル	1 460 [2]
きわめて溶けにくい [1]	クロロホルム	2 920 [2]
ほとんど溶けない [1]	ジエチルエーテル	10 000以上 [2]
ほとんど溶けない [1]	ヘキサン	10 000以上 [2]

    [1] 日本薬局方による溶解性の用語
    [2] 本品1gを溶解するのに要する溶媒量(mL)

cefcapene pivoxil hydrochloride

- 融点：約 135 ℃(分解) [1]
- pKa：約 3.7(チアゾール環) [1]
- 分配係数(1-オクタノール) [1]
  - 1.0(pH 1 緩衝液)　　14(pH 3 緩衝液)　　101(pH 5 緩衝液)
  - 104(pH 7 緩衝液)　　＞100(pH 9 緩衝液)　137(水)
- 旋光度：$[\alpha]_D^{20}$；＋51 〜 ＋54° [1]
- 吸光度：$E_{1\,cm}^{1\%}$ (265 nm)：255 〜 285 [1]

2. 代謝, 排泄
- 排泄部位：主として腎臓 [1]
- 排泄率：約 40 %(24 h) [1]

3. 毒　性
- 単回投与毒性試験(致死量)：単位(mg/kg) [1]
  - ＞5 000(ラット；経口)　　＞2 000(イヌ；経口)
- 反復投与毒性試験(無毒性量)：単位(mg/kg/日) [1]
  - 1 000(ラット：1 箇月；経口)　　250(イヌ：1 箇月；経口)
  - 100(ラット：3 箇月；経口)　　　100(ラット：6 箇月；経口)
  - 50(イヌ：6 箇月；経口)
- 生殖発生毒性試験(無毒性量)：単位(mg/kg/日) [1]
  - 100(妊娠前, 妊娠初期投与試験：ラット)
  - 100(器官形成期投与試験：ラット)
  - 300(周産, 授乳期投与試験：ラット)
- その他の特殊毒性 [1]
  - 抗原性：認められなかった(モルモット, マウス, ラットを用いた ASA, PCA または ELISA 法において)
  - 変異原性：認められなかった(細菌を用いる復帰突然変異試験等において)
  - 腎毒性：認められなかった(250, 500, 1 000 mg/kg：ウサギ；単回経口投与)

4. 商品名 [2] (製造会社)
　フロモックス(塩野義製薬株式会社)

出典　[1] 医薬品インタビューフォーム：フロモックス錠 75 mg, 100 mg, 小児用細粒 100 mg, 塩野義製薬①②, 2005.4 改訂
　　　[2] 水島裕編集：今日の治療薬−解説と便覧−2004, 南江堂, 2004.3.1

cefdinir：セフジニル

化学名：(6R, 7R)-7-[(Z)-2-(2-aminothiazol-4-yl)-2-hydroxyiminoacetylamino]-8- oxo-3-vinyl-5-thia-1-azabicyclo [4.2.0]oct-2-ene-2-carboxylic acid [1]
略　号：CFDN [1]
効　能：抗生物質　経口セフェム系薬 [3]

---

1. 物理化学的特徴
    - 分子式：$C_{14}H_{13}N_5O_5S_2$ [1]
    - 分子量：395.41 [1]
    - CAS-RN：91832-40-5 [4]
    - 構造式 [1]

    - 溶解性 [1]
        ほとんど溶けない　　　水, エタノール(95), ジエチルエーテル
        溶ける　　　　　　　0.1 mol/Lリン酸塩緩衝液(pH 7.0)
    - 融点：不明瞭(150℃付近から黄色味を帯び、その後徐々に褐色味を増し、220℃付近で黒色となり分解) [1]
    - pKa：1.9(-COOH)　3.3(-NH$_2$)　9.9(-OH) [2]
    - 分配係数(1-オクタノール/水系)：0.04 [2]
    - 旋光度：$[\alpha]_D^{20}$；$-58 \sim -66°$ [2]

2. 代謝, 排泄
    - 排泄部位：腎臓 [1]
    - 排泄率：約26～33％(24 h尿中) [1]

3. 毒　性
    - 有用な情報なし

4. 商品名 [3] (製造会社)
    セフゾン(富山フジサワ株式会社)

出典 [1] 医療用医薬品添付文書：セフゾンカプセル50 mg, 100 mg, 藤沢薬品工業②, 富山フジサワ①, 2004.9改訂
　　[2] 医療薬学研究会：2004年版薬剤師のための常用医薬品情報集, 廣川書店, 2004.2.15
　　[3] 水島裕編集：今日の治療薬－解説と便覧－2004, 南江堂, 2004.3.1
　　[4] http://www.chemexper.com/

cefditoren pivoxil：セフジトレンピボキシル

化学名：2, 2-dimethylpropanoyloxymethyl(6R, 7R)-7-[(Z)-2-(2-aminothiazol-4- yl)-2-methoxyiminoacetylamino]-3-[(Z)-2-(4-methylthiazol-5-yl)ethenyl]-8-oxo-5-thia-1-azabicyclo[4.2.0]oct-2-ene-2-carboxylate *1

略　　号：CDTR-PI *1
効　　能：抗生物質　経口セフェム系薬 *2

1. 物理化学的特徴
・分子式：$C_{25}H_{28}N_6O_7S_3$ *1
・分子量：620.72 *1
・CAS-RN：117467-28-4 *1
・構造式 *1

・溶解性 *1

溶ける	希塩酸	1.7 *
やや溶けやすい	クロロホルム	24.0 *
やや溶けにくい	メタノール	81.8 *
溶けにくい	アセトニトリル	154 *
溶けにくい	エタノール(95)	594 *
きわめて溶けにくい	ジエチルエーテル	
	エーテル	5 084 *
ほとんど溶けない	水	10 000以上 *

＊溶解度(mL/g)

・融点：196～201℃(分解) *1
・pKa：約3.1 *1
・分配係数(log)(1-オクタノール)：0.92(pH 2.0)　＞3.0(pH 4.0～6.0) *1
・旋光度：$[\alpha]_D^{20}$；－45～－52° *1
・吸光度：$E_{1\,cm}^{1\%}$(231 nm)；340～360 *1

cefgitoren pivoxil

2. 代謝, 排泄
 ・排泄部位：尿中および胆汁 [1]
 ・排泄率：19.9 %(24 h 尿中) [1]

3. 毒　性
 ・単回投与毒性試験(LD_{50})：単位(mg/kg) [1]
  >5 100(マウス；経口)　　　>5 000(マウス；皮下)
  約5 000(マウス；腹腔内)　　>5 100(ラット；経口)
  >5 000(ラット；皮下)　　　>2 000(ラット；腹腔内)
  <5 000(ラット；腹腔内)　　>5 000(幼若ラット；経口)
  >2 000(イヌ；経口)
 ・反復投与毒性試験(無影響量)：単位(mg/kg/日) [1]
  250(ラット：28日；経口)　　250(イヌ：28日；経口)
  250(ラット：6箇月；経口)　 125(イヌ：6箇月；経口)
 ・生殖発生毒性試験(無影響量)：単位(mg/kg/日) [1]
  >1 000(妊娠前, 妊娠初期投与試験：ラット；経口)
  250(器官形成期投与試験：ラット；経口)
  4(器官形成期投与試験：ウサギ；経口)
  750(周産, 授乳期投与試験：ラット；経口)
 ・その他の特殊毒性 [1]
  抗原性：認められない

4. 商品名 [2] (製造会社)
 メイアクト(明治製菓株式会社)

出典 [1] 医薬品インタビューフォーム：メイアクト錠100, 小児用細粒, 明治製菓[1][2], 2003.11改訂
　　 [2] 水島裕編集：今日の治療薬－解説と便覧－2004, 南江堂, 2004.3.1

cefotiam dihydrochloride：塩酸セフォチアム

化学名：(6R, 7R)-7-[2-(2-aminothiazol-4-yl)acetylamino]-3-[1-(2-dimethylaminoethyl)-1H-tetrazol-5-ylsulfanylmethyl]-8-oxo-5-thia-1-azabicyclo[4.2.0]oct-2-ene-2-carboxylic acid dihydrochloride [*1]

略　号：CTM [*1]
効　能：抗生物質　注射用第二世代セフェム系薬 [*5]

1. 物理化学的特徴

・分子式：$C_{18}H_{23}N_9O_4S_3 \cdot 2HCl$ [*1]
・分子量：598.55 [*1]
・CAS-RN：66309-69-1 [*6]
・構造式 [*1]

・溶解性 [*1]
　　溶けやすい　　　　水, メタノール, ホルムアルデヒド
　　溶けにくい　　　　エタノール(95)
　　ほとんど溶けない　アセトニトリル
・融点：約 97℃(発砲分解) [*1]
・pKa：2.6　4.6　7.0 [*3]
・旋光度：$[\alpha]_D^{20}$；+60 〜 +72° [*3]
・pH：1.2 〜 1.7 [*2,4]

2. 代謝, 排泄

・排泄部位：腎臓 [*1]
・排泄率：約 60 〜 75％(6 h 尿中) [*1]

3. 毒　性
　・有用な情報なし

4. 商品名＊5 (製造会社)
　　パンスポリン(武田薬品工業株式会社)
　　ハロスポア(富山化学工業株式会社)
　　ケミスポリン(株式会社ケミックス：輸入元)
　　セピドナリン(マルコ製薬株式会社)
　　セファピコール(大洋薬品工業株式会社)
　　セフォチアロン(シオノケミカル株式会社)
　　パセトクール(ニプロファーマ株式会社)
　　ホンパスチン(シー・エイチ・オー新薬株式会社)

出典　＊1　医療用医薬品添付文書：パンスポリン静注用 0.25 g, 0.5 g, 1 g, 1 g(キット品), 1 g バッグ S, 1 g バッグ G, 武田薬品工業①②, 2004.10 改訂
　　　＊2　医薬品インタビューフォーム：パンセフォ静注用 1 g, 日本医薬品工業①②③, 2003.7
　　　＊3　医療薬学研究会：2004 年版薬剤師のための常用医薬品情報集, 廣川書店, 2004.2.15
　　　＊4　第十四改正 日本薬局方解説書, 廣川書店, 2001.6
　　　＊5　水島裕編集：今日の治療薬－解説と便覧－2004, 南江堂, 2004.3.1
　　　＊6　http://www.chemexper.com/

cetirizine hydrochloride：塩酸セチリジン

化学名：(±)-2-[4-[(4-chlorophenyl)phenylmethyl]-1-piperazinyl]ethoxyacetic acid dihydrochloride [1]
効　能：抗アレルギー薬　ヒスタミン H_1 拮抗薬 [2]

1. 物理化学的特徴

- 分子式：$C_{21}H_{25}ClN_2O_3 \cdot 2HCl$ [1]
- 分子量：461.82 [1]
- CAS-RN：83881-52-1 [1]
- 構造式 [1]

$$\text{Cl-C}_6\text{H}_4\text{-CH(C}_6\text{H}_5\text{)-N} \underset{}{\overset{}{\diagdown\diagup}} \text{N-CH}_2\text{CH}_2\text{OCH}_2\text{COOH} \cdot 2\text{HCl}$$

- 溶解性 [1]

きわめて溶けやすい	水	1未満 *
やや溶けやすい	メタノール	9～11 *
溶けにくい	無水エタノール	110～130 *
きわめて溶けにくい	アセトニトリル	2 800～3 000 *
きわめて溶けにくい	アセトン	5 400～5 900 *
ほとんど溶けない	エーテル	10 000以上 *

  *本品1gを溶解するのに要する溶媒量(mL)

- 融点：204～210℃(分解) [1]
- pKa：2.85　8.33 [1]
- 分配係数(オクタノール) [1]

1.0(pH 1)	12.5(pH 3)	24.7(pH 5)
24.3(pH 7)	12.8(pH 9)	1.1(pH 11)

- 旋光性：示さない(ラセミ体) [1]
- 紫外吸収スペクトル：吸収の極大；230～234 nm [1]
- 結晶多形：存在しないと推定される [1]

2. 代謝, 排泄
    ・排泄部位：腎臓 [*1]
    ・排泄率：約 50％(24 h 尿中未変化体) [*1]

3. 毒　性
    ・単回投与毒性試験(LD_{50})：単位(mg/kg) [*1]
        447(ラット♂；経口)　　　　365(ラット♀；経口)
        ＞320(イヌ；経口)　　　　　200〜300(幼若ラット；経口)
        ＞300(幼若イヌ；経口)
    ・反復投与毒性試験(無毒性量)：単位(mg/kg/日) [*1]
        10(ラット♂：1箇月)　　　　40(ラット♀：1箇月)
        17(サル：1箇月)　　　　　 15(サル：12箇月)
        2(ラット♂：12箇月)　　　　10(ラット♀：12箇月)
        15(イヌ：12箇月)
    ・生殖発生毒性試験(無毒性量)：単位(mg/kg) [*1]
        30(妊娠前, 妊娠初期投与試験：ラット；経口)
        30(器官形成期投与試験：ラット；経口)
        30(器官形成期投与試験：ウサギ；経口)
        30(周産, 授乳期投与試験：ラット；経口)
    ・その他の特殊毒性 [*1]
        変異原性：認められない
        抗原性：認められない
        癌原性：認められない

4. 商品名 [*2] (製造会社)
    ジルテック(ユーシービージャパン株式会社)

出典　[*1] 医薬品インタビューフォーム：ジルテック錠5, 10, 第一製薬[②], ユーシービージャパン[①], 2003.1改訂
　　　[*2] 水島裕編集：今日の治療薬－解説と便覧－2004, 南江堂, 2004.3.1

ciclosporin：シクロスポリン

化学名：*cyclo*{-[(2*S*, 3*R*, 4*R*, 6*E*)-3-hydroxy-4-methyl-2-methylamino-6-octenoyl]-L-2-aminobutanoyl-*N*-methylglycyl-*N*-methyl-L-leucyl-L-valyl-*N*-methyl-L-leucyl-L-alanyl-D-alanyl-*N*-methyl-L-leucyl-*N*-methyl-L-leucyl-*N*-methyl-L-valyl-} *1

効　能：免疫抑制薬　　生物活性物質　　造血薬
　　　　皮膚科用剤　　角化症・乾癬治療薬 *2

1. 物理化学的特徴

- 分子式：$C_{62}H_{111}N_{11}O_{12}$ *1
- 分子量：1202.61 *1
- CAS-RN：59865-13-3 *1
- 構造式 *1

Abu = (2*S*)-2-アミノ酪酸
MeGly = *N*-メチルグリシン
MeLeu = *N*-メチルロイシン
MeVal = **N*-メチルバリン

-Ala-D-Ala-MeLeu-MeLeu-MeVal-N-（略）-Abu-MeGly-MeLeu-Val-MeLeu-

- 溶解性 *1

きわめて溶けやすい	メタノール	1未満 *
きわめて溶けやすい	エタノール(95)	1未満 *
きわめて溶けやすい	アセトニトリル	1未満 *
きわめて溶けやすい	クロロホルム	1未満 *
きわめて溶けやすい	酢酸エチル	1未満 *
溶けやすい	ジエチルエーテル	1.2 *
溶けやすい	ベンゼン	2.4 *
溶けやすい	テトラヒドロフラン	2.6 *
溶けやすい	アセトン	9.9 *
やや溶けやすい	2-プロパノール	18.2 *
やや溶けにくい	シクロヘキサン	63.3 *
溶けにくい	ヘキサン	296 *
ほとんど溶けない	水	32 000 *
ほとんど溶けない	0.1 mol/L 塩酸	31 000 *
ほとんど溶けない	0.1 mol/L 水酸化ナトリウム	30 000 *
ほとんど溶けない	pH 7 緩衝液	56 000 *

*本品1gを溶解するのに要する溶媒量(mL)

- 融点：約143℃ [1]
- pKa：該当しない [1]
- 旋光度：$[\alpha]_D^{20}$；－185 ～ －193° [1]
- 分配係数(log)(1-オクタノール)：2.92 [1]

2. 代謝, 排泄
   - 代謝部位：肝臓 [1]
   - 排泄部位：胆汁を介して糞中 [1]
   - 排泄率：0.12％(24 h 尿中) [1]

3. 毒　性
   - 単回投与毒性試験(LD_{50})：単位(mg/kg) [1]

     144(マウス♂；静脈内)　　　96(マウス♀；静脈内)
     1 855(マウス♂；経口)　　　2 803(マウス♀；経口)
     24(ラット♂；静脈内)　　　28(ラット♀；静脈内)
     1 489(ラット♂；経口)　　　1 486(ラット♀；経口)
     ＞10(ウサギ；静脈内)　　　＞1 000(ウサギ；経口)

   - 反復投与毒性試験(無影響量)：単位(mg/kg) [1]

     ＜5(カニクイザル：4週；静脈内)

   - 生殖発生毒性試験(無影響量)：単位(mg/kg/日) [1]

     1.5(生殖能試験：ラット；経口)
     4(器官形成期投与試験：ラット；経口)
     3(器官形成期投与試験：ラット；静脈内)
     30(器官形成期投与試験：ウサギ；経口)
     15(周産, 授乳期投与試験：ラット；経口)

   - その他の特殊毒性 [1]

     変異原性：示さない
     癌原性：示さない

4. **商品名** [2] (製造会社)

   サンディミュン(日本チバガイギー株式会社)
   ネオーラル(日本チバガイギー株式会社)
   ネオメルク(メルク・ホエイ株式会社)

出典　[1] 医薬品インタビューフォーム：サンディミュン注射液, 日本チバガイギー[3], ノバルティス ファーマ[2], 2004.2
　　　[2] 水島裕編集：今日の治療薬－解説と便覧－2004, 南江堂, 2004.3.1

cilostazol：シロスタゾール

化学名：6-[4-(1-cyclohexy1-1*H*-tetrazol-5-yl)butoxy]-3, 4-dihydro-2(1*H*)-quinolinone [1]
効　能：抗血栓薬　抗血小板薬 [2]

1. 物理化学的特徴
- 分子式：$C_{20}H_{27}N_5O_2$ [1]
- 分子量：369.47 [1]
- CAS-RN：73963-72-1 [1]
- 構造式 [1]

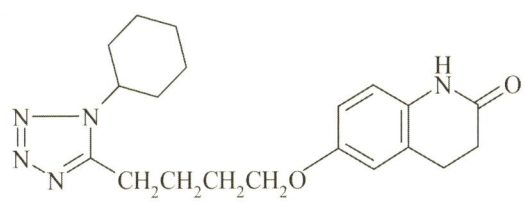

- 溶解性 [1]

クロロホルム	204*
ジメチルホルムアミド	90.2*
ベンジルアルコール	80.4*
メタノール	6.45*
エタノール	3.86*
無水エーテル	0.0320*
水	0.00334*

    *溶解度(mg/mL)

- 融点：158～162℃ [1]
- pKa：解離する官能基をもたない [1]
- 分配係数(オクチルアルコール)：約500(pH 3～11) [1]
- 旋光性：なし [1]
- 比吸光度：$E_{1\,cm}^{1\%}$ (257 nm)；400～420 [1]

2. 代謝, 排泄
- 代謝部位：肝臓 [1]
- 排泄部位：腎臓および胆汁 [1]
- 排泄率：約30％(72 h 尿中) [1]

3. 毒　性
- 単回投与毒性試験(LD_{50})：単位(mg/kg) [1]

>5 000(マウス；経口)　　　　>1 000(マウス；筋肉内)
>2 000(マウス；腹腔内)　　　>5 000(ラット；経口)
>1 000(ラット；筋肉内)　　　>2 000(ラット；腹腔内)
>2 000(イヌ；経口)

・反復投与毒性試験(無毒性量)：単位(mg/kg/日) *1
　30(ラット：13週；経口)　　　30(ビーグル犬：13週；経口)
　6(ラット：52週；経口)　　　 12(ビーグル犬：52週；経口)

・生殖発生毒性試験(無毒性量)：単位(mg/kg/日) *1
　認められない(妊娠前, 妊娠初期投与試験：ラット)
　<1 000(器官形成期投与試験：ラット)
　認められない(器官形成期投与試験：ウサギ)
　<150(周産, 授乳期投与試験：ラット)

・その他の特殊毒性 *1
　抗原性：陰性
　癌原性：認められない
　遺伝毒性：遺伝子変異を誘発しない
　細胞間代謝協同阻害作用：示さない

4. 商品名 *2 (製造会社)
　プレタール(大塚製薬株式会社)
　アイタント(東和薬品株式会社)
　エクバール(高田製薬株式会社)
　エジェンヌ(株式会社陽進堂)
　オペタール(メディサ新薬株式会社)
　グロント(大原薬品工業株式会社)
　シロシナミン(日本ヘキサル株式会社)
　シロステート(日本医薬品工業株式会社)
　シロスメルク(メルク・ホエイ株式会社)
　シロスレット(太田製薬株式会社)
　ファンテゾール(シオノケミカル株式会社)
　プレスタゾール(日本薬品工業株式会社)
　プレトモール(旭化成ファーマ株式会社)
　フレニード(沢井製薬株式会社)
　ホルダゾール(大正薬品工業株式会社)
　ロタゾナ(長生堂製薬株式会社)

出典　*1 医薬品インタビューフォーム：プレタール錠50, 錠100, 大塚製薬[1][2], 2003.7改訂
　　　*2 水島裕編集：今日の治療薬－解説と便覧－2004, 南江堂, 2004.3.1

clarithromycin:クラリスロマイシン

化学名:(2R, 3S, 4S, 5R, 6R, 8R, 10R, 11R, 12S, 13R)-5-(3, 4, 6-trideoxy-3-dimethylamino-β-D-xylo-hexopyranosyloxy)-3-(2, 6-dideoxy-3-C-methyl-3-O-methyl-α-L-ribo-hexopyranosyloxy)-11, 12-dihydroxy-6-methoxy-2, 4, 6, 8, 10, 12-hexamethyl-9-oxopentadecan-13-olide [1]

略　号:CAM [1]
効　能:抗生物質　マクロライド系薬(14員環薬)
　　　　消化性潰瘍治療薬　ヘリコバクター・ピロリ除菌薬 [5]

1. 物理化学的特徴
    ・分子式:$C_{38}H_{69}NO_{13}$ [1]
    ・分子量:747.95 [1]
    ・CAS-RN:81103-11-9 [6]
    ・構造式 [1]

    ・溶解性 [1]
        やや溶けやすい　　　アセトン,クロロホルム
        溶けにくい　　　　　メタノール,エタノール(95),ジエチルエーテル
        ほとんど溶けない　　水

- 融点：220〜227℃ [*1]
- pKa：8.48 [*3]
- 分配係数(n-オクタノール)：5.63(pH 2)　7.18(pH 6) [*3]
- 旋光度：$[\alpha]_D^{20}$；$-87 \sim -97°$ [*3]

2. 代謝，排泄
- 排泄部位：尿および糞中 [*4]
- 排泄率：38.3％(200 mg力価, 24 h尿中)
　　　　　46.3％(400 mg力価, 24 h尿中) [*4]

3. 毒性
- 単回投与毒性試験(LD_{50})：単位(mg/kg) [*2]

　　2 740(マウス♂；経口)　　　2 700(マウス♀；経口)
　　＞5 000(マウス；皮下)　　　1 030(マウス♂；腹腔内)
　　850(マウス♀；腹腔内)　　　173(マウス♂；静脈内)
　　195(マウス♀；静脈内)　　　3 470(ラット♂；経口)
　　2 700(ラット♀；経口)　　　＞5 000(ラット；皮下)
　　669(ラット♂；腹腔内)　　　753(ラット♀；腹腔内)
　　＞1 250(イヌ♂；経口)　　　1 290(幼若マウス♂；経口)
　　1 230(幼若マウス♀；経口)　1 330(幼若ラット♂；経口)
　　1 270(幼若ラット♀；経口)

- 反復投与毒性試験(最大無影響量)：単位(mg/kg/日) [*2]

　　50(ラット：28日；経口)　　　50(幼若ラット：28日；経口)
　　6.25(イヌ：28日；経口)　　　100(幼若イヌ：28日；経口)
　　25(サル：28日；経口)　　　　35(サル：1箇月；経口)
　　10(イヌ：3箇月；経口)　　　 8(ラット：6箇月；経口)
　　4(イヌ：6箇月；経口)　　　　25(サル：6箇月；経口)

4. 商品名 [*5] (製造会社)
クラリス(大正製薬株式会社)
クラリシッド(アボットジャパン株式会社)

出典　[*1] 医薬用医薬品添付文書：クラリス錠200, 大正製薬①, 大正富山医薬品②, 2004.9改訂
　　　[*2] 新医薬品承認申請書添付資料：クラリス錠及びクラリシッド錠(クラリスロマイシン)ヘリコバクター・ピロリ感染の効能・効果及び用法・用量の一部変更申請に関する資料, 大正製薬, 申請1999.2, 承認2000.9
　　　[*3] 医療薬学研究会：2004年版薬剤師のための常用医薬品情報集, 廣川書店, 2004.2.15
　　　[*4] 日本薬局方 医薬品情報2001, (株)じほう, 2001.3
　　　[*5] 水島裕編集：今日の治療薬－解説と便覧－2004, 南江堂, 2004.3.1
　　　[*6] http://www.chemexper.com/

diltiazem hydrochloride：塩酸ジルチアゼム

化学名：(2*S*, 3*S*)-5-[2-(Dimethylamino)ethyl]-2,3,4,5-tetrahydro-2-(4-methoxyphenyl)-4-oxo-1,5-benzothiazepin-3-yl-acetate monohydrochloride[1]

効　能：降圧薬　Ca拮抗薬（ベンゾチアゼピン系）[3]

1. 物理化学的特徴

- 分子式：$C_{22}H_{26}N_2O_4S \cdot HCl$ [1]
- 分子量：450.98 [1]
- CAS-RN：42399-41-7 [1]
- 構造式 [1]

- 溶解性 [1]

きわめて溶けやすい	ギ酸	1以下 *
溶けやすい	水	1.8 *
溶けやすい	メタノール	7.0 *
溶けやすい	クロロホルム	3.0 *
やや溶けにくい	アセトニトリル	60 *
溶けにくい	エタノール(99.5)	115 *
溶けにくい	無水酢酸	185 *
ほとんど溶けない	ジエチルエーテル	10 000以上 *

＊本品1gを溶かすのに要する量(mL)

- 融点：210～215℃（分解）[1]
- pKa：7.7 [1]
- 旋光度：$[\alpha]_D^{20}$；＋115～＋120°（乾燥後, 0.20 g, 水, 20 mL, 100 mm）[1]
- pH：4.3～5.3 [1]

2. 代謝, 排泄

- 排泄部位：尿中および糞中 [1]
- 排泄率：ヒト経口投与：69％(120 h 尿中)　　17％(120 h 糞中) [1]
  　　　　ラット静脈内投与：34.8％(72 h 尿中)　64.6％(72 h 糞中) [2]

3. 毒　性

- 単回投与毒性試験(LD_{50})：単位(mg/kg) [2]

740(マウス♂；経口)	640(マウス♀；経口)
260(マウス♂；皮下)	280(マウス♀；皮下)
61(マウス♂；静脈内)	58(マウス♀；静脈内)

diltiazem hydrochloride

560(ラット♂;経口)　　　610(ラット♀;経口)
520(ラット♂;皮下)　　　550(ラット♀;皮下)
38(ラット♂;静脈内)　　　39(ラット♀;静脈内)
致死量
20～40(ビーグル犬;静脈内)
・反復投与毒性試験(最大無作用量):単位(mg/kg/日)
　6(ラット:13週;静脈内)[*2]　　0.2(ビーグル犬:13週;静脈内)[*2]
　10(ラット:6箇月;経口)[*1]　　10(ビーグル犬:6箇月;経口)[*1]
・生殖発生毒性試験(最大無作用量):単位(mg/kg/日)
　＞100(妊娠前,妊娠初期投与試験:ラット;経口)[*1]
　＜10(器官形成期投与試験:マウス;経口)[*1]
　100(器官形成期投与試験:ラット;経口)[*1]
　100(周産,授乳期投与試験:ラット;経口)[*1]
　＞18(妊娠前,妊娠初期投与試験:ラット;静脈内)[*2]
　5(器官形成期投与試験:ラット;静脈内)[*2]
　2.5(器官形成期投与試験:ウサギ;静脈内)[*2]
　＞10(周産,授乳期投与試験:ラット;静脈内)[*2]
・その他の特殊毒性[*1]
　変異原性:認められない
　抗原性:認められない
　癌原性:認められない

4. 商品名[*3](製造会社)
　ヘルベッサー(田辺製薬株式会社)
　ヘルベッサーR(田辺製薬株式会社)
　クラルート(沢井製薬株式会社)
　クラルートR(沢井製薬株式会社)
　コロヘルサーR(日本医薬品工業株式会社)
　セレスナット(東和薬品株式会社)
　ナックレス(共和薬品工業株式会社)
　ナックレスL(共和薬品工業株式会社)
　パゼアジン(大洋薬品工業株式会社)
　パゼアジンR(大洋薬品工業株式会社)
　ヒロスタスR(ダイト株式会社)
　ミオカルジー(日新製薬株式会社)
　ヨウチアゼム(株式会社陽進堂)

出典 [*1] 医薬品インタビューフォーム:ヘルベッサーR100, R200, 田辺製薬①②, 2004.6
　　 [*2] 医薬品インタビューフォーム:ヘルベッサー注射用10, 50, 250, 田辺製薬①②, 2004.8
　　 [*3] 水島裕編集:今日の治療薬－解説と便覧－2004, 南江堂, 2004.3.1

donepezil hydrochloride：塩酸ドネペジル

化学名：(±)-2-[(1-benzylpiperidin-4-yl)methyl]-5, 6-dimethoxyindan-1-one monohydrochloride [1]
効　能：抗痴呆薬 [2]

1. 物理化学的特徴
- 分子式：$C_{24}H_{29}NO_3 \cdot HCl$ [1]
- 分子量：415.96 [1]
- CAS-RN：120011-70-3 [1]
- 構造式 [1]

- 溶解性 [1]
  - やや溶けやすい　　水, 酢酸(100)
  - 溶けにくい　　　　アセトニトリル, N,N-ジメチルホルムアミド, エタノール(99.5)
  - ほとんど溶けない　酢酸エチル, エーテル, ヘキサン
- 融点：223.5℃(分解) [1]
- pKa：8.90 [1]
- 分配係数(log)(1-オクタノール)：4.27 [1]
- 旋光性：示さない(ラセミ体) [1]

2. 代謝, 排泄
- 代謝部位：肝臓 [1]
- 排泄部位：尿中 [1]
- 排泄率：10.6％(11日尿中未変化体)　1.7％(11日糞中未変化体) [1]

3. 毒　性
- 単回投与毒性試験(LD_{50})：単位(mg/kg) [1]

45.2(マウス♂；経口)	48.1(マウス♀；経口)
3.7(マウス♂；静脈内)	4.8(マウス♀；静脈内)
36.9(ラット♂；経口)	32.6(ラット♀；経口)
8.0(ラット♂；静脈内)	7.6(ラット♀；静脈内)

最小致死量
15(イヌ；経口)
・反復投与毒性試験(無毒性量)：単位(mg/kg/日)*1
3(ラット：13週；経口)　　3(イヌ：13週；経口)
3(ラット：12箇月；経口)　5(イヌ：12箇月；経口)
・生殖発生毒性試験(無毒性量)：単位(mg/kg/日)*1
3(妊娠前,妊娠初期投与試験：ラット；経口)
1(器官形成期投与試験：ラット；経口)
3(器官形成期投与試験：ウサギ；経口)
3(周産,授乳期投与試験：ラット；経口)
・その他の特殊毒性*1
変異原性：認められない
抗原性：有さない
癌原性：示さない
身体依存性：なし

4. 商品名*2(製造会社)
アリセプト(エーザイ株式会社)

出典 *1 医薬品インタビューフォーム：アリセプト錠3 mg, 5 mg, 細粒0.5％, エーザイ①②, ファイザー⑤, 2003.8改訂
*2 水島裕編集：今日の治療薬－解説と便覧－2004, 南江堂, 2004.3.1

doxazosin mesylate：メシル酸ドキサゾシン

化学名：(±)-1-(4-amino-6, 7-dimethoxy-2-quinazolinyl)-4-(1, 4-benzodioxan-2-ylcarbonyl)piperazine methanesulfonate [1]

効　能：降圧薬　α遮断薬 [3]

1. 物理化学的特徴
- 分子式：$C_{23}H_{25}N_5O_5 \cdot CH_4O_3S$ [1]
- 分子量：547.59 [1]
- CAS-RN：77883-43-3 [4]
- 構造式 [1]

- 溶解性 [1]

溶けやすい	ジメチルスルホキシド
やや溶けにくい	氷酢酸
溶けにくい	水, メタノール, エタノール
きわめて溶けにくい	クロロホルム
ほとんど溶けない	無水酢酸, エーテル

- 融点：270～275℃(分解) [1]
- pKa：6.9 [2]

2. 代謝, 排泄
- 排泄率：0.59 %(24 h 尿中) [2]

3. 毒　性
- 有用な情報なし

4. 商品名 *³ (製造会社)
  カルデナリン(ファイザー株式会社)

出典 *1 医療用医薬品添付文書：カルデナリン錠0.5 mg, 1 mg, 2 mg, 4 mg, ファイザー①②, 2004.7改訂
   *2 医療薬学研究会：2004年版薬剤師のための常用医薬品情報集, 廣川書店, 2004.2.15
   *3 水島裕編集：今日の治療薬－解説と便覧－2004, 南江堂, 2004.3.1
   *4 http://www.chemexper.com/

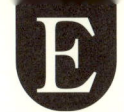

ebastine：エバスチン

化学名：4'-*tert*-butyl-4-[4-(diphenylmethoxy)piperidino]butyrophenone [1]
効　能：抗アレルギー薬　ヒスタミンH_1拮抗薬 [2]

1. 物理化学的特徴
- 分子式：$C_{32}H_{39}NO_2$ [1]
- 分子量：469.66 [1]
- CAS-RN：90729-43-4 [1]
- 構造式 [1]

- 溶解性 [1]

溶けやすい	氷酢酸	5*
溶けやすい	エーテル	9*
やや溶けやすい	アセトニトリル	29*
やや溶けやすい	メタノール	29*
やや溶けにくい	エタノール	70*
ほとんど溶けない	水	10 000以上*

＊本品1gを溶解するのに要する溶媒量(mL)

- 融点：84～87℃ [1]
- pKa：8.78 [1]
- 紫外吸収スペクトル(λ_{max})：253 nm [1]

2. 代謝, 排泄
- 代謝部位：主として小腸 [1]
- 排泄部位：尿中および糞便中 [1]
- 排泄率：0～0.1％(72 h尿中未変化体)
　　　　1.7～1.8％(72 h尿中主代謝物) [1]

3. 毒　性
　・単回投与毒性試験(LD_{50})：単位(mg/kg) *1
　　　402(マウス♂；腹腔内)　　　715(マウス♀；腹腔内)
　　　＞5 000(マウス；皮下)　　　＞5 000(マウス；経口)
　　　496(ラット♂；腹腔内)　　　630(ラット♀；腹腔内)
　　　＞5 000(ラット；皮下)　　　＞5 000(ラット；経口)
　　　＞600(イヌ；経口)
　・反復投与毒性試験(無影響量)：単位(mg/kg/日) *1
　　　30(ラット：13週；経口)　　　30(ビーグル犬：13週；経口)
　　　15(ラット：52週；経口)　　　15(ビーグル犬♂：52週；経口)
　　　1.5(ビーグル犬♀：52週；経口)
　・生殖発生毒性試験(無影響量)：単位(mg/kg/日) *1
　　　＞150(妊娠前,妊娠初期投与試験：ラット)
　　　30(器官形成期投与試験：ラット)
　　　60(器官形成期投与試験：ウサギ)
　　　20(周産,授乳期投与試験：ラット)
　・その他の特殊毒性 *1
　　　変異原性：認められない
　　　抗原性：認められない
　　　癌原性：認められない

4. 商品名 *2 (製造会社)
　　エバステル(大日本製薬株式会社)

出典　*1　医薬品インタビューフォーム：エバステル錠5 mg, 10 mg, OD錠5 mg, OD錠10 mg, 大日本製薬[1],明治製菓[2],アルミラル・プロデスファーマ社[4], 2005.7改訂
　　　*2　水島裕編集：今日の治療薬－解説と便覧－ 2004,南江堂,2004.3.1

edaravone：エダラボン

化学名：3-methyl-1-phenyl-2-pyrazolin-5-one [1]
効　能：脳循環・代謝改善薬　脳保護薬 [2]

1. 物理化学的特徴
    - 分子式：$C_{10}H_{10}N_2O$ [1]
    - 分子量：174.20 [1]
    - CAS-RN：89-25-8 [1]
    - 構造式 [1]

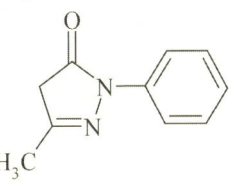

    - 溶解性 [1]

溶けやすい	酢酸(100)	3*
溶けやすい	メタノール	9*
溶けやすい	エタノール(99.5)	9*
溶けにくい	水	500*
溶けにくい	ジエチルエーテル	300*

        *エダラボン1gを溶解するのに要する溶媒量(mL/g)

    - 融点：127～131℃ [1]
    - pKa：7.0 [1]
    - 分配係数(1-オクタノール)：17.2(pH 6.0) [1]
    - 比吸光度 [1]
        $E_{1\,cm}^{1\%}$(239.7 nm)：696.5(水)　　$E_{1\,cm}^{1\%}$(245.3 nm)：818.4(エタノール95)
        $E_{1\,cm}^{1\%}$(244.0 nm)：805.9(メタノール)　$E_{1\,cm}^{1\%}$(233.8 nm)：831.3(0.1 mol/L HCl)
        $E_{1\,cm}^{1\%}$(246.3 nm)：712.9(0.1 mol/L NaOH)

2. 代謝, 排泄
    - 代謝部位：肝臓 [1]
    - 排泄部位：尿中および糞中(主に尿中) [1]
    - 排泄率：0.68%(24 h尿中未変化体) [1]

3. 毒性

- 単回投与毒性試験(LD_{50})：単位(mg/kg) *1
    - 588(マウス♂；静脈内)　　　602(マウス♀；静脈内)
    - 886(マウス♂；皮下)　　　　691(マウス♀；皮下)
    - 1 683(マウス♂；経口)　　　1 900(マウス♀；経口)
    - 631(ラット♂；静脈内)　　　800(ラット♀；静脈内)
    - 1 140(ラット♂；皮下)　　　1 101(ラット♀；皮下)
    - 1 915(ラット♂；経口)　　　2 193(ラット♀；経口)
    - 致死量
    - ＞600(イヌ♂；静脈内)　　　600(イヌ♀；静脈内)
- 反復投与毒性試験(無影響量)：単位(mg/kg/日) *1
    - 10(ラット：30日；静脈内)　　30(ビーグル犬：30日；静脈内)
    - 10(ラット：26週；静脈内)　　30(ビーグル犬：26週；静脈内)
- 生殖発生毒性試験(無影響量)：単位(mg/kg) *1
    - 3(妊娠前,妊娠初期投与試験：ラット；静脈内)
    - 3(器官形成期投与試験：ラット；静脈内)
    - 20(器官形成期投与試験：ウサギ；静脈内)
    - 3(周産,授乳期投与試験：ラット；静脈内)
- その他の特殊毒性 *1
    - 変異原性：認められない
    - 溶血性：認められない
    - 抗原性：皮下投与；認められた
    　　　　静脈投与；認められない
    - 癌原性：認められない
    - 依存性：身体依存；認められない
    　　　　精神依存；弱い

4. 商品名 *2 (製造会社)

ラジカット(三菱ウェルファーマ株式会社)

出典　*1　医薬品インタビューフォーム：ラジカット注30 mg, 三菱ウェルファーマ[1][2], 2004.2改訂
　　　*2　水島裕編集：今日の治療薬－解説と便覧－2004, 南江堂, 2004.3.1

elcatonin：エルカトニン

化学名：1-butyric acid-7-(L-2-aminobutyric acid)-26-L-asparticacid-27-L- valine-29-L- alaninecalcitonin(salmon) *1
効　能：骨・カルシウム代謝薬　カルシトニン製剤 *4

1. 物理化学的特徴

- 分子式：$C_{148}H_{244}N_{42}O_{47}$ *1
- 分子量：3363.77 *1
- CAS-RN：60731-46-6 *5
- 構造式 *1

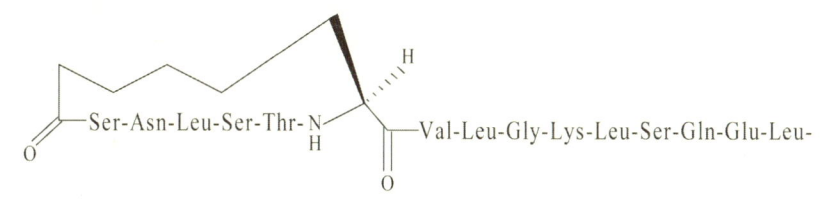

-Ser-Asn-Leu-Ser-Thr-N-Val-Leu-Gly-Lys-Leu-Ser-Gln-Glu-Leu-
-His-Lys-Leu-Gln-Thr-Tyr-Pro-Arg-Thr-Asp-Val-Gly-Ala-Gly-Thr-Pro-NH$_2$

- 溶解性 *1, 2

きわめて溶けやすい	水
溶けやすい	エタノール(95)
ほとんど溶けない	アセトニトリル

- 融点：約 240 ℃(分解) *1, 2
- 旋光度：$[\alpha]_D^{20}$；$-90 \sim -100°$ *2
- pH：4.5 ～ 7.0 *2
- 吸光度(λ_{max})：276 nm *1, 2
- 等電点(pI)：約 9.8 *1, 2

2. 代謝, 排泄

- 有用な情報なし

3. 毒　性

- 単回投与毒性試験(LD$_{50}$)：単位(単位/kg) *1, 3

＞13 500(マウス；経口)	＞13 500(マウス；皮下)
＞13 500(マウス；筋注)	＞13 500(マウス；静注)
＞7 400(ラット；経口)	＞7 400(ラット；皮下)

elcatonin

>7 400(ラット；筋注)　　　　　　>7 400(ラット；静注)
・生殖発生毒性試験(最大無作用量)：単位(単位/kg) *1, 3
　　<20(妊娠前, 妊娠初期投与試験：ラット；静注)
　　<40(妊娠前, 妊娠初期投与試験：ラット；筋注)
　　<20(器官形成期投与試験：ラット；静注)
　　<40(器官形成期投与試験：ラット；筋注)
　　<5(器官形成期投与試験：ウサギ；静注)
　　<4(器官形成期投与試験：ウサギ；筋注)
　　<5(周産, 授乳期投与試験：ラット；静注)
　　<20(周産, 授乳期投与試験：ラット；筋注)
・その他の特殊毒性 *1, 3
　　変異原性：認められない
　　抗原性：認められない
　　癌原性：認められない
　　局所刺激性：生理食塩水とほぼ同じ

4. 商品名 *4 (製造会社)
　　エルシトニン(旭化成ファーマ株式会社)
　　アデビロック(株式会社イセイ)
　　エスカトニール(東和薬品株式会社)
　　エリンダシン(東菱薬品工業株式会社)
　　エルカ(日本医薬品工業株式会社)
　　エルベスタール(株式会社富士薬品)
　　エレキスト(辰巳化学株式会社)
　　ポセビン(沢井製薬株式会社)
　　モリカトニン(株式会社模範薬品研究所)
　　ラスカルトン(大洋薬品工業株式会社)

出典 *1 医薬品インタビューフォーム：エルカ注, 日本医薬品工業[1][2], 2004.3改訂
　　 *2 日本薬局方 医薬品情報 2001, (株)じほう, 2001.3
　　 *3 医療薬 日本医薬品集, (株)薬業時報社, 1998.10
　　 *4 水島裕編集：今日の治療薬－解説と便覧－2004, 南江堂, 2004.3.1
　　 *5 http://www.chemexper.com/

enalapril maleate:マレイン酸エナラプリル

化学名:(−)-[N-[(S)-1-ethoxycarbonyl-3-phenylpropyl]-L-alanyl]-L-proline maleate [1]
効　能:降圧薬　アンジオテンシン変換酵素(ACE)阻害薬 [3]

1. 物理化学的特徴
    - 分子式:$C_{20}H_{28}N_2O_5 \cdot C_4H_4O_4$ [1]
    - 分子量:492.52 [1]
    - CAS-RN:75847-73-3 [1]
    - 構造式 [1]

    - 溶解性 [1]

溶媒	溶解度
メタノール	200〜250 *
水	21〜28 *
アセトニトリル	3.4〜4.3 *
アセトン	4.8〜6.7 *
クロロホルム	1.0〜1.5 *
エーテル	0.14〜0.18 *
ヘキサン	0.005未満 *

        *溶解度(mg/mL)

    - 融点:142〜147℃(分解) [1]
    - pKa:1.92　3.00　5.40　6.23 [2]
    - 旋光度:$[\alpha]_D^{25}$;−41.0〜−43.5° [1]

2. 代謝,排泄
    - 代謝部位:肝臓 [1]
    - 排泄部位:腎臓 [1]
    - 排泄率:46.3〜63.7%(48 h尿中総エナラプリル)
        30.0〜34.4%(48 h尿中ジアシド体) [1]

3. 毒 性
　・単回投与毒性試験(LD_{50})：単位(mg/kg) [1]
　　　3 696(マウス♂；経口)　　3 507(マウス♀；経口)
　　　1 160(マウス♂；皮下)　　1 483(マウス♀；皮下)
　　　859(マウス♂；静脈内)　　892(マウス♀；静脈内)
　　　3 479(ラット♂；経口)　　2 973(ラット♀；経口)
　　　1 749(ラット♂；皮下)　　1 418(ラット♀；皮下)
　　　940(ラット♂；静脈内)　　849(ラット♀；静脈内)
　・反復投与毒性試験(最大無作用量)：単位(mg/kg/日) [1]
　　　＜30(ラット：3箇月；経口)　　＜30(イヌ：3箇月；経口)
　　　30(ラット：1年；経口)　　＞15(イヌ：1年；経口)
　　　＞30(サル：1箇月；経口)
　・生殖発生毒性試験(最大無作用量)：単位(mg/kg/日) [1]
　　　＞90(妊娠前, 妊娠初期投与試験：ラット；経口)
　　　＞1 200(器官形成期投与試験：ラット；経口)
　　　10(器官形成期投与試験：ウサギ；経口)
　　　＞90(周産, 授乳期投与試験：ラット；経口)
　・その他の特殊毒性 [1]
　　　変異原性：認められない
　　　抗原性：認められない
　　　発癌性：認められない

4. 商品名 [3] (製造会社)
　　レニベース(万有製薬株式会社)
　　アリカンテ(株式会社陽進堂)
　　イントニス(マルコ製薬株式会社)
　　エナラート(共和薬品工業株式会社)
　　エナラプリルM(エルメッドエーザイ株式会社)
　　エナラメルク(メルク・ホエイ株式会社：輸入元)
　　カルネート(東和薬品株式会社)
　　ザクール(ジェイドルフ株式会社)
　　シンベノン(日新製薬株式会社)
　　スパシオール(辰巳化学株式会社)
　　セリース(日本ヘキサル株式会社)
　　ファルプリル(東洋ファルマー株式会社)
　　ラリルドン(大原薬品工業株式会社)
　　レナベリック(長生堂製薬株式会社)
　　レニベーゼ(日本医薬品工業株式会社)

レニメック(沢井製薬株式会社)
レノペント(メディサ新薬株式会社)
レビンベース(日本薬品工業株式会社)
レリート(大洋薬品工業株式会社)

出典 *1 医薬品インタビューフォーム:レニベース錠2.5, 5, 10, 万有製薬[1][2], 2003.4
 *2 医療薬学研究会:2004年版薬剤師のための常用医薬品情報集, 廣川書店, 2004.2.15
 *3 水島裕編集:今日の治療薬－解説と便覧－2004, 南江堂, 2004.3.1

epalrestat：エパルレスタット

化学名：5-[(1Z, 2E)-2-methyl-3-phenylpropenylidene]-4-oxo-2-thioxo-3-thiazolidineacetic acid [1]
効　能：糖尿病治療薬　アルドース還元酵素阻害薬 [3]

1. 物理化学的特徴
・分子式：$C_{15}H_{13}NO_3S_2$ [1]
・分子量：319.40 [1]
・CAS-RN：82159-09-9 [4]
・構造式 [1]

・溶解性 [1]
　　溶けやすい　　　　　　テトラヒドロフラン
　　やや溶けやすい　　　　N, N-ジメチルホルムアミド
　　やや溶けにくい　　　　アセトン
　　溶けにくい　　　　　　メタノール, エタノール(95), 酢酸エチル,
　　　　　　　　　　　　　ジエチルエーテル, クロロホルム
　　ほとんど溶けない　　　水
・融点：222〜227℃ [2]
・pKa：4.3 [2]
・分配係数(n-オクタノール)：14 000(pH 3.0)　18(pH 7.0) [2]

2. 代謝, 排泄
・排泄率：19％(尿中) [2]

3. 毒　性
・有用な情報なし

4. **商品名** *³ (製造会社)
 キネダック(小野薬品工業株式会社)

出典 *1 医療用医薬品添付文書：キネダック錠, 小野薬品工業[1][2], 2004.11改訂
 *2 医療薬学研究会：2004年版薬剤師のための常用医薬品情報集, 廣川書店, 2004.2.15
 *3 水島裕編集：今日の治療薬－解説と便覧－2004, 南江堂, 2004.3.1
 *4 http://www.chemexper.com/

epinastine hydrochloride:塩酸エピナスチン

化学名:(±)-3-amino-9, 13b-dihydro-1*H*-dibenz[*c, f*]imidazo[1, 5-*a*]azepine hydrochloride [1]
効　能:抗アレルギー薬　ヒスタミン H_1 拮抗薬 [2]

1. 物理化学的特徴
    ・分子式:$C_{16}H_{15}N_3 \cdot HCl$ [1]
    ・分子量:285.78 [1]
    ・CAS-RN:80012-43-7 [1]
    ・構造式 [1]

    ・溶解性 [1]

    | 溶けやすい | 水 | 5.5〜7.5 * |
    | 溶けやすい | メタノール | 2.5〜7.0 * |
    | 溶けやすい | エタノール(95) | 4.5〜9.5 * |
    | 溶けやすい | 酢酸(100) | 1.5〜2.0 * |
    | 溶けにくい | アセトニトリル | 182〜187 * |
    | ほとんど溶けない | ジエチルエーテル | 10 000以上 * |

    *本品1gを溶解するのに要する溶媒量(mL)

    ・融点:約270℃(分解) [1]
    ・pKa:11.4 [1]
    ・分配係数(*n*-オクタノール):0.092(pH 7) [1]
    ・旋光性:認められない(ラセミ体) [1]
    ・pH:3.0〜5.5 [1]

2. 代謝,排泄
    ・排泄部位:尿中および糞中 [1]
    ・排泄率:25.4 %(尿中)　70.4 %(糞中) [1]

3. 毒　性
   ・単回投与毒性試験(LD_{50})：単位(mg/kg)[1]
     314(ラット♂；経口)　　　192(ラット♀；経口)
     17(ラット♂；静注)　　　22(ラット♀；静注)
     ＞200(イヌ；経口)
   ・反復投与毒性試験(無毒性量)：単位(mg/kg/日)[1]
     4(ラット：3箇月；経口)　　10(ラット：12箇月；経口)
     8(サル：3箇月；経口)　　　8(サル：12箇月；経口)
   ・生殖発生毒性試験(無毒性量)：単位(mg/kg/日)[1]
     ＜120(妊娠前, 妊娠初期投与試験：ラット；経口)
     認められない(器官形成期投与試験：ラット；経口)
     ＜75(器官形成期投与試験：ウサギ；経口)
     認められない(周産, 授乳期投与試験：ラット；経口)
   ・その他の特殊毒性[1]
     変異原性：陰性
     抗原性：認められない
     癌原性：認められない

4. 商品名[2](製造会社)
     アレジオン(日本ベーリンガーインゲルハイム株式会社)
     アスモット(辰巳化学株式会社)
     アズサレオン(シオノケミカル株式会社)
     アプラチン(大洋薬品工業株式会社)
     アルピード(ダイト株式会社)
     アレゲイン(東洋ファルマー株式会社)
     アレジオテック(日本薬品工業株式会社)
     アレナピオン(長生堂製薬株式会社)
     アレルオフ(日本医薬品工業株式会社)
     エルピナン(東和薬品株式会社)
     チムケント(日新製薬株式会社)
     ピナジオン(大正薬品工業株式会社)
     ヘルボッツ(株式会社陽進堂)
     メデジオン(竹島製薬株式会社)
     ユピテル(岩城製薬株式会社)

出典　[1] 医薬品インタビューフォーム：アレジオン錠10・20, 内服液0.2％, 日本ベーリンガーインゲルハイム[1], 三共[2], 2002.10改訂
　　　[2] 水島裕編集：今日の治療薬－解説と便覧－2004, 南江堂, 2004.3.1

epoetin alfa：エポエチンアルファ

化学名：ヒト肝臓細胞に由来するエリスロポエチンゲノム DNA の発現により，チャイニーズハムスター卵巣細胞で産生される 165 個のアミノ酸残基 ($C_{809}H_{1301}N_{229}O_{240}S_5$；分子量：18 235.96)からなる糖たん白質(分子量：約 30 000)[1]

効　能：造血薬　エリスロポエチン[2]

1. 物理化学的特徴

- 分子量：約 30 000 [1]
- CAS-RN：11096-26-7 [1]
- 構造式 [1]

　　たん白質部分

```
1           5                    10                  15                  20
Ala－Pro－Pro－Arg－Leu－Ile －Cys－Asp－Ser －Arg－Val－Leu－Glu－Arg－Tyr－Leu－Leu－Glu－Ala－Lys－
21       *    25                  30                 35          *       40
Glu－Ala－Glu－Asn－ Ile －Thr－Thr－Gly－Cys－Ala－Glu－His－Cys－Ser －Leu－Asn－Glu－Asn－ Ile －Thr－
41          45                   50                 55                  60
Val－Pro－Asp－Thr－Lys－Val－Asn－Phe－Tyr－Ala－Trp－Lys－Arg－Met－Glu－Val－Gly－Gln－Gln－Ala－
61          65                   70                 75                  80
Val－Glu－Val－Trp－Gln－Gly－Leu－Ala－Leu－Leu－Ser－Glu－Ala－Val－Leu－Arg－Gly－Gln－Ala－Leu－
81       *     85                 90                 95                  100
Leu－Val－Asn－Ser－Ser－Gln－Pro－Trp－Glu－Pro－Leu－Gln－Leu－His－Val－Asp－Lys－Ala－Val－Ser－
101         105                  110                115                 120
Gly－Leu－Arg－Ser－Leu－Thr－Thr－Leu－Leu－Arg－Ala－Leu－Gly－Ala－Gln－Lys－Glu－Ala－Ile －Ser－
121         125  **               130                135                 140
Pro－Pro－Asp－Ala－Ala－Ser－Ala－Ala－Pro－Leu－Arg－Thr－Ile －Thr－Ala－Asp－Thr－Phe－Arg－Lys－
141         145                  150                155                 160
Leu－Phe－Arg－Val－Tyr－Ser－Asn－Phe－Leu－Arg－Gly－Lys－Leu－Lys－Leu－Tyr－Thr－Gly－Glu－Ala－
161         165
Cys－Arg－Thr－Gly－Asp
```

* ＝ N-グリコシド型糖鎖結合位置(Asn 24, 38, 83)
** ＝ O-グリコシド型糖鎖結合位置(Ser 126)
－ ＝ ジスルフィド型結合(Cys 7-Cys 161, Cys 29-Cys 33)

- 溶解性：該当しない [1]
- 紫外部吸収スペクトル：吸収の極大；280 nm 付近
　　　　　　　　　　　　吸収の極小；250 nm 付近 [1]
- 等電点(pI)：3.5 ～ 5.0 [1]

2. 代謝，排泄

- 排泄率：1.80 または 2.13 %(48 h 尿中；静脈内投与)
　　　　　0.15 または 1.41 %(48 h 尿中；皮下投与) [1]

epoetin alfa

3. 毒 性
　・単回投与毒性試験(LD_{50})：単位(IU/kg) [*1]
　　　$\geqq 20\,000$(マウス；静脈内)　　　$\geqq 20\,000$(ラット；静脈内)
　　　$\geqq 20\,000$(イヌ；静脈内)
　・反復投与毒性試験(最大無作用量)：単位(IU/kg/日) [*1]
　　　16(ラット：4週；静脈内または腹腔内)
　　　20(イヌ：4週；静脈内)
　　　4(ラット：13週；静脈内または腹腔内)
　　　20(イヌ：13週；静脈内)
　　　2(ラット：52週；静脈内または腹腔内)
　　　＜20(イヌ：52週；静脈内)
　・生殖発生毒性試験(最大無作用量)：単位(IU/kg/日) [*1]
　　　＞500(妊娠前,妊娠初期投与試験：ラット；静脈内)
　　　＞500(器官形成期投与試験：ラット；静脈内)
　　　＞500(器官形成期投与試験：ウサギ；静脈内)
　　　＞500(周産,授乳期投与試験：ラット；静脈内)
　・その他の特殊毒性 [*1]
　　　変異原性：認められていない
　　　抗原性：認められていない
　　　局所刺激性：認められていない
　　　発熱性物質試験：陰性

4. 商品名 [*2] (製造会社)
　　エスポー(麒麟麦酒株式会社)

出典　[*1] 医薬品インタビューフォーム：エスポー皮下用 6000, 9000, 12000, 24000, 6000シリンジ, 9000シリンジ, 12000シリンジ, 24000シリンジ, 麒麟麦酒[①], 三共[②], 2004.4
　　　[*2] 水島裕編集：今日の治療薬－解説と便覧－2004, 南江堂, 2004.3.1

epoetin beta：エポエチンベータ

化学名：ヒト肝細胞の mRNA に由来するヒトエリスロポエチン cDNA の発現により，チャイニーズハムスター卵巣細胞で産生される 165 個のアミノ酸残基 ($C_{809}H_{1301}N_{229}O_{240}S_5$；分子量：18 235.96)からなる糖たん白質(分子量：約 30 000) *1

効　能：造血薬　エリスロポエチン *2

1. 物理化学的特徴
    ・分子量：29 000：化学分析法　28 000：GPC-低角度レーザー光散乱法
    　　　　　30 000：超遠心分離分析法 *1
    ・CAS-RN：122312-54-3 *1
    ・構造式 *1
    　　たん白質部分

```
 1              5                      10                    15                   20
Ala-Pro-Pro-Arg-Leu-Ile-Cys-Asp-Ser-Arg-Val-Leu-Glu-Arg-Tyr-Leu-Leu-Glu-Ala-Lys-
21         *    25                    30                    35         *         40
Glu-Ala-Glu-Asn-Ile-Thr-Thr-Gly-Cys-Ala-Glu-His-Cys-Ser-Leu-Asn-Glu-Asn-Ile-Thr-
41              45                    50                    55                   60
Val-Pro-Asp-Thr-Lys-Val-Asn-Phe-Tyr-Ala-Trp-Lys-Arg-Met-Glu-Val-Gly-Gln-Gln-Ala-
61              65                    70                    75                   80
Val-Glu-Val-Trp-Gln-Gly-Leu-Ala-Leu-Leu-Ser-Glu-Ala-Val-Leu-Arg-Gly-Gln-Ala-Leu-
81         *    85                    90                    95                  100
Leu-Val-Asn-Ser-Ser-Gln-Pro-Trp-Glu-Pro-Leu-Gln-Leu-His-Val-Asp-Lys-Ala-Val-Ser-
101            105                   110                   115                  120
Gly-Leu-Arg-Ser-Leu-Thr-Thr-Leu-Leu-Arg-Ala-Leu-Gly-Ala-Gln-Lys-Glu-Ala-Ile-Ser-
121            125 **                130                   135                  140
Pro-Pro-Asp-Ala-Ala-Ser-Ala-Ala-Pro-Leu-Arg-Thr-Ile-Thr-Ala-Asp-Thr-Phe-Arg-Lys-
141            145                   150                   155                  160
Leu-Phe-Arg-Val-Tyr-Ser-Asn-Phe-Leu-Arg-Gly-Lys-Leu-Lys-Leu-Tyr-Thr-Gly-Glu-Ala-
161            165
Cys-Arg-Thr-Gly-Asp
```

　　　　　　　　　　　 * = N-グリコシド型塘鎖結合位置(Asn 24, 38, 83)
　　　　　　　　　　 ** = O-グリコシド型塘鎖結合位置(Ser 126)
　　　　　　　　　　 ― = ジスルフィド型結合(Cys 7-Cys 161, Cys 29-Cys 33)

糖鎖部分
① *N*-グリコシド型糖鎖

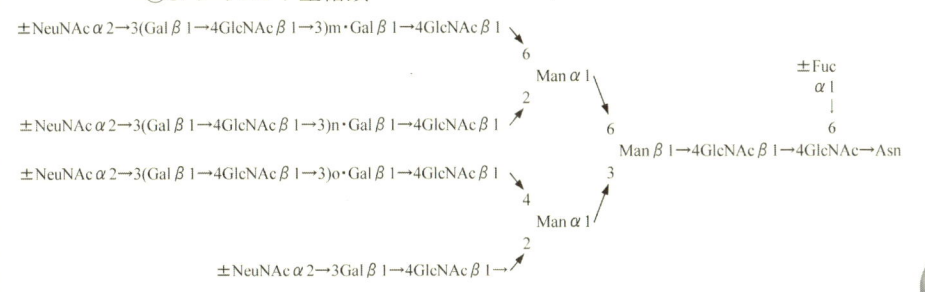

$\pm$ NeuNAcα2→3(Galβ1→4GlcNAcβ1→3)m・Galβ1→4GlcNAcβ1
$\pm$ NeuNAcα2→3(Galβ1→4GlcNAcβ1→3)n・Galβ1→4GlcNAcβ1
$\pm$ NeuNAcα2→3(Galβ1→4GlcNAcβ1→3)o・Galβ1→4GlcNAcβ1
$\pm$ NeuNAcα2→3Galβ1→4GlcNAcβ1→

Manα1, Manα1, $\pm$Fucα1
Manβ1→4GlcNAcβ1→4GlcNAc→Asn

② *O*-グリコシド型糖鎖

$\pm$ NeuNAcα2
↓
6
$\pm$ NeuNAcα2 → 3GalNAc → Ser

・溶解性：原薬が水溶液のため該当しない [1]
・紫外吸収スペクトル：吸収の極大；279〜282 nm
　　　　　　　　　　　吸収の極小；247〜251 nm [1]
・ゲル等電点電気泳動(pI)：2.80〜4.55の間に5〜9本の主バンドを認める [1]
・SDS－ゲル電気泳動
　　分子量マーカー30 000〜43 000に幅広い単一バンドを認める [1]

2. 代謝, 排泄
・排泄率：4.6％(144 h尿中；静脈内投与) [1]
　　　　　5.1％(120 h尿中；皮下投与) [1]

3. 毒　性
・単回投与毒性試験(最小致死量)：単位(IU/kg) [1]
　　＞23 000(マウス；静脈内)　　＞23 000(マウス；皮下)
　　＞230 000(マウス；経口)　　 ＞23 000(ラット；静脈内)
　　＞23 000(ラット；皮下)　　　＞230 000(ラット；経口)
　　＞23 000(イヌ；静脈内)

・反復投与毒性試験(無毒性量)：単位(IU/kg) [1]
　　23(ラット：4週；静脈内)　　　400(ラット：4週；皮下)
　　23(イヌ：4週；静脈内)　　　　23(幼若イヌ：4週；皮下)
　　23(幼若ラット：4週；皮下)　　1.8(ラット：13週；静脈内)
　　18(イヌ：13週；静脈内)　　　180(サル：13週；静脈内)
　　3.6(ラット：12箇月；腹腔内)　3.6(イヌ：12箇月；静脈内)

・生殖発生毒性試験(無影響量)：単位(IU/kg/日) *1
　　18(妊娠前, 妊娠初期投与試験：ラット)
　　18(器官形成期投与試験：ラット)
　　180(器官形成期投与試験：ウサギ)
　　18(周産, 授乳期投与試験：ラット)
・その他の特殊毒性 *1
　　変異原性：認められない
　　抗原性：認められない

4. 商品名 *2 (製造会社)
　　エポジン(中外製薬株式会社)

出典 *1 医薬品インタビューフォーム：エポジン注シリンジ 750, 1500, 3000, 6000, 9000, 12000, 注アンプル 750, 注アンプル 1500, 注アンプル 3000, 注アンプル 6000, 注アンプル 9000, 注アンプル 12000, 中外製薬①②, 2004.4改訂
　　 *2 水島裕編集：今日の治療薬－解説と便覧－2004, 南江堂, 2004.3.1

ethyl icosapentate：イコサペント酸エチル

化学名：ethyl all-*cis*-5, 8, 11, 14, 17-icosapentaenoate [1]
効　能：抗血栓薬　抗血小板薬　高脂血症治療薬 [4]

1. 物理化学的特徴
- 分子式：$C_{22}H_{34}O_2$ [1]
- 分子量：330.50 [1]
- CAS-RN：73310-10-8 [5]
- 構造式 [1]

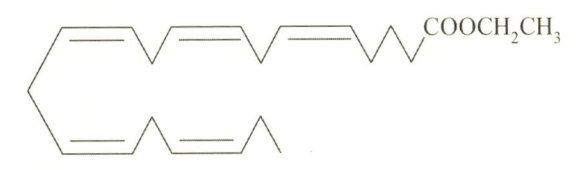

- 溶解性 [1]

混和する	エタノール(99.5), 酢酸(100), クロロホルム, ヘキサン
ほとんど溶けない	水, エチレングリコール

2. 代謝, 排泄
- 有用な情報なし

3. 毒　性
- 単回投与毒性試験(LD_{50})：単位(mg/kg) [2,3]
    - ＞20 000(マウス；経口)　　＞20 000(マウス；皮下)
    - ＞20 000(マウス；腹腔内)　＞20 000(ラット；経口)
    - ＞20 000(ラット；皮下)　　＞20 000(ラット♂；腹腔内)
    - ＞15 000(ラット♀；腹腔内)　＞5 000(イヌ；経口)
- その他の特殊毒性 [2,3]
    - 変異原性：認められない
    - 抗原性：認められない
    - 癌原性：認められない

4. 商品名 *4 (製造会社)
　　エパデール(持田製薬株式会社)
　　エパデールS(持田製薬株式会社)
　　ソルミラン (森下仁丹株式会社)
　　アテロパン(グレラン製薬株式会社)
　　アンサチュール(日本医薬品工業株式会社)
　　イコペント(前田薬品工業株式会社)
　　エパフィール(扶桑薬品工業株式会社)
　　エパロース(共和薬品工業株式会社)
　　エパンド(メディサ新薬株式会社)
　　エメラドール(京都薬品工業株式会社)
　　シスレコン(東和薬品株式会社)
　　ペオナール(日清ファルマ株式会社)

出典　*1　医療用医薬品添付文書：エパデールカプセル300,持田製薬[1][2], 2003.5改訂
　　　*2　医薬品インタビューフォーム：アンサチュールカプセル300,日本医薬品工業[1][2], 1999.6改訂
　　　*3　医療薬 日本医薬品集,(株)薬業時報社, 1997.10
　　　*4　水島裕編集：今日の治療薬−解説と便覧− 2004, 南江堂, 2004.3.1
　　　*5　http://chemfinder.cambridgesoft.com/

etizolam：エチゾラム

化学名： 4-(2-Chlorophenyl)-2-ethyl-9-methyl-6H-thieno[3, 2-f][1, 2, 4]triazolo[4, 3-a][1, 4]diazepine [1]
効　能： 抗不安薬　ベンゾジアゼピン(チエノジアゼピン)系抗不安薬(短時間型) [2]

1. 物理化学的特徴

- 分子式： $C_{17}H_{15}ClN_4S$ [1]
- 分子量： 342.85 [1]
- CAS-RN： 40054-69-1 [1]
- 構造式 [1]

- 溶解性 [1]

溶けやすい	酢酸(100)	3.7 *
やや溶けやすい	エタノール(99.5)	28.3 *
やや溶けにくい	アセトニトリル	35 *
やや溶けにくい	無水酢酸	46.7 *
ほとんど溶けない	水	10 000 以上 *

　*エチゾラム1gを溶解するのに要する溶媒量(mL/g)

- 融点： 146〜149℃ [1]
- pKa： 2.6 [1]
- 分配係数(オクタノール)： 181(pH 3)　345(pH 5)　354(pH 7)　364(pH 9) [1]
- 紫外吸収スペクトル(λ_{max})： 250〜254 nm　293〜297 nm [1]

2. 代謝, 排泄

- 代謝部位：肝臓 [1]
- 排泄部位：尿中および糞中 [1]
- 排泄率：約53％(50 h尿中) [1]

3. 毒　性

- 単回投与毒性試験(LD_{50})：単位(mg/kg) [1]

　　4 358.1(マウス♂；経口)　　　4 258.4(マウス♀；経口)
　　829.5(マウス♂；腹腔内)　　　782.6(マウス；腹腔内)

etizolam

```
        ＞5 000(マウス；皮下)           3 619.4(ラット♂；経口)
        3 509.4(ラット♀；経口)          864.6(ラット♂；腹腔内)
        825.3(ラット；腹腔内)           ＞5 000(ラット；皮下)
```
・反復投与毒性試験(最大無作用量)：単位(mg/kg/日)＊1
 　＜100(ラット：5 週；経口)　100(ラット：26 週；経口)
 　1(イヌ：28 週；経口)
・生殖発生毒性試験(最大無作用量)：単位(mg/kg/日)＊1
 　＞25(妊娠前, 妊娠初期投与試験：ラット；経口)
 　50(器官形成期投与試験：マウス；経口)
 　25(器官形成期投与試験：ラット；経口)
 　0.25(器官形成期投与試験：ウサギ；経口)
 　1(周産, 授乳期投与試験：ラット；経口)
・その他の特殊毒性＊1
 　変異原性：認められない
 　薬物依存性：認められた

4. 商品名＊2(製造会社)
 　デパス(三菱ウェルファーマ株式会社)
 　アロファルム(太田製薬株式会社)
 　エチカーム(東和薬品株式会社)
 　エチセダン(共和薬品工業株式会社)
 　エチドラール(シオノケミカル株式会社)
 　カプセーフ(大原薬品工業株式会社)
 　グペリース(竹島製薬株式会社)
 　セデコパン(長生堂製薬株式会社)
 　デゾラム(大正薬品工業株式会社)
 　デムナット(鶴原製薬株式会社)
 　ノンネルブ(日新製薬株式会社)
 　パルギン(藤永製薬株式会社)
 　メディピース(メディサ新薬株式会社)
 　モーズン(辰巳化学株式会社)

出典 ＊1 医薬品インタビューフォーム：デパス錠0.5 mg, 1 mg, 細粒1％, 三菱ウェルファーマ①②, 吉富薬品④, 2005.6改訂
　　 ＊2 水島裕編集：今日の治療薬－解説と便覧－2004, 南江堂, 2004.3.1

F

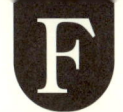

famotidine:ファモチジン

化学名:*N*-(1-amino-3-{[2-(diaminomethyleneamino)-1, 3-thiazol-4-y1] methylsulfanyl}propylidene)sulfamide *[1]*
効　能:消化性潰瘍治療薬　ヒスタミン H_2 受容体拮抗薬 *[2]*

1. 物理化学的特徴

・分子式:$C_8H_{15}N_7O_2S_3$ *[1]*
・分子量:337.45 *[1]*
・CAS-RN:76824-35-6 *[1]*
・構造式 *[1]*

・溶解性 *[1]*

溶けやすい	ジメチルホルムアミド	1.76 *[1]*	568 *[2]*
溶けやすい	氷酢酸	2.01 *[1]*	498 *[2]*
溶けにくい	メタノール	193 *[1]*	5.18 *[2]*
きわめて溶けにくい	水	1530 *[1]*	0.741 *[2]*
きわめて溶けにくい	アセトン	2420 *[1]*	0.413 *[2]*
きわめて溶けにくい	無水エタノール	2 770 *[1]*	0.361 *[2]*
きわめて溶けにくい	アセトニトリル	2 950 *[1]*	0.339 *[2]*
ほとんど溶けない	酢酸エチル	21 300 *[1]*	0.0469 *[2]*
ほとんど溶けない	エーテル	6 120 000 *[1]*	0.000163 *[2]*
ほとんど溶けない	クロロホルム	4 540 000 *[1]*	0.000220 *[2]*
やや溶けにくい	リン酸塩緩衝液 pH 3	62.1 *[1]*	16.1 *[2]*
やや溶けにくい	リン酸塩緩衝液 pH 4	72.1 *[1]*	13.9 *[2]*
溶けにくい	リン酸塩緩衝液 pH 5	158 *[1]*	6.34 *[2]*
溶けにくい	リン酸塩緩衝液 pH 6	198 *[1]*	5.04 *[2]*
溶けにくい	リン酸塩緩衝液 pH 7	730 *[1]*	1.37 *[2]*
きわめて溶けにくい	リン酸塩緩衝液 pH 8	1383 *[1]*	0.723 *[2]*
きわめて溶けにくい	リン酸塩緩衝液 pH 9	1631 *[1]*	0.613 *[2]*

*[1]*本品1gを溶解するのに要する溶媒量(mL)　*[2]*溶解度(mg/mL)

・融点:約164℃(分解) *[1]*
・pKa:約7.06 *[1]*

famotidine

- 分配係数(オクチルアルコール/水) [*1]
  - 0.0050(pH 3)　　0.0055(pH 4)　　0.0062(pH 5)　　0.05(pH 6)
  - 0.15(pH 7)　　0.26(pH 8)　　0.26(pH 9)
- 比吸光度：$E_{1\,cm}^{1\%}$ (265 nm)；約 301 [*1]

2. 代謝, 排泄
- 代謝部位：肝臓 [*1]
- 排泄部位：腎臓 [*1]
- 排泄率：21.0～49.0％(24 h尿中未変化体；経口投与)
  - 71.0～89.6％(24 h尿中未変化体；筋肉内投与)
  - 57.8～96.4％(24 h尿中未変化体；静脈内投与) [*1]

3. 毒 性
- 単回投与毒性試験(LD_{50})：単位(mg/kg) [*1]
  - ＞8000(マウス；経口)　　　　＞800(マウス；皮下)
  - 442(マウス♂；静脈内)　　　　434(マウス♀；静脈内)
  - ＞8000(ラット；経口)　　　　＞800(ラット；皮下)
  - 563(ラット♂；静脈内)　　　　559(ラット♀；静脈内)
- 反復投与毒性試験(最大無作用量)：単位(mg/kg/日) [*1]
  - ＜400(ラット：13週；経口)　　＜20(ビーグル犬：26週；静脈内)
  - ＜150(ビーグル犬：52週；経口)
- 生殖発生毒性試験(最大無作用量)：単位(mg/kg/日) [*1]
  - ＞2 000(妊娠前, 妊娠初期投与試験：ラット；経口)
  - ＞200(妊娠前, 妊娠初期投与試験：ラット；静脈内)
  - ＞2 000(器官形成期投与試験：ラット；経口)
  - ＞200(器官形成期投与試験：ラット；静脈内)
  - ＞2 000(器官形成期投与試験：ウサギ；経口)
  - ＞200(器官形成期投与試験：ウサギ；静脈内)
  - ＞2 000(周産, 授乳期投与試験：ラット；経口)
  - ＞200(周産, 授乳期投与試験：ラット；静脈内)
- その他の特殊毒性 [*1]
  - 変異原性：陰性
  - 溶血性組織障害性：認められない
  - 抗原性：陰性
  - 癌原性：認められない
  - 刺激性：認められない

4. 商品名 *2 (製造会社)
　　ガスター(山之内製薬株式会社)
　　ガスイサン(竹島製薬株式会社)
　　ガスドック(東洋ファルマー株式会社)
　　ガスペラジン(長生堂製薬株式会社)
　　ガスポート(大洋薬品工業株式会社)
　　ガスメット(東菱薬品工業株式会社)
　　ガスリック(日新製薬株式会社)
　　ガスリックD(日新製薬株式会社)
　　ガモファー(大原薬品工業株式会社)
　　クリマーゲンES(株式会社模範薬品研究所)
　　ケミガスチン(株式会社ケミックス:輸入元)
　　ストマルコン(大正薬品工業株式会社)
　　チオスター(全星薬品工業株式会社)
　　ハーフタツミ(辰巳化学株式会社)
　　ファモガスト(シオノケミカル株式会社)
　　ファモスタジン(東和薬品株式会社)
　　プロゴーギュ(株式会社陽進堂)
　　ブロスターM(サンノーバ株式会社)

出典 *1 医薬品インタビューフォーム:ガスターD錠10 mg, 20 mg, 山之内製薬[1][2], 2004.6改訂
　　 *2 水島裕編集:今日の治療薬－解説と便覧－2004, 南江堂, 2004.3.1

felbinac：フェルビナク

化学名：4-biphenylyacetic acid [*1]
効　　能：非ステロイド抗炎症薬　経皮用剤 [*3]

1. 物理化学的特徴
- 分子式：$C_{14}H_{12}O_2$ [*1]
- 分子量：212.24 [*1]
- CAS-RN：5728-52-9 [*2]
- 構造式 [*1]

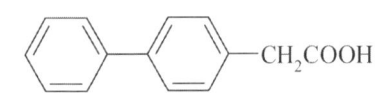

C₆H₅-C₆H₄-CH₂COOH

- 溶解性 [*1]
やや溶けやすい	メタノール, アセトン
やや溶けにくい	エタノール(95), ジエチルエーテル
ほとんど溶けない	水
溶ける	希水酸化ナトリウム試液
- 融点：163～166℃ [*1]
- pKa：3.9 [*2]
- 分配係数(1-オクタノール)：21.4 [*2]

2. 代謝, 排泄
- 排泄率：6.6 %(72 h 尿中) [*1]

3. 毒　性
- 有用な情報なし

4. 商品名 [*3] (製造会社)
- ナパゲルン (ワイス株式会社)
- セルタッチ (帝國製薬株式会社)
- アスゼス (東光薬品工業株式会社)
- アスゼス (三友薬品株式会社)
- セブテット (メディサ新薬株式会社)
- セルスポット (大原薬品工業株式会社)

ファルジー(沢井製薬株式会社)
フェルビナクP「EMEC」(救急薬品工業株式会社)

出典 *1 医療用医薬品添付文書：セルタッチ, 帝國製薬[1], ワイス[2], 武田薬品工業[2], 2003.12改訂
　　 *2 医薬品インタビューフォーム：スミルスチック, 三笠製薬[1][2], 2004.1改訂
　　 *3 水島裕編集：今日の治療薬－解説と便覧－ 2004, 南江堂, 2004.3.1

fexofenadine hydrochloride：塩酸フェキソフェナジン

化学名：($\pm$)-2-{4-[1-hydroxy-4-[4-(hydroxydiphenylmethyl)piperidino]butyl]phenyl}-2-methylpropanoic acid monohydrochloride [1]
効　能：抗アレルギー薬　ヒスタミンH_1拮抗薬 [2]

1. 物理化学的特徴
    - 分子式：$C_{32}H_{39}NO_4 \cdot HCl$ [1]
    - 分子量：538.12 [1]
    - CAS-RN：138452-21-8 [1]
    - 構造式 [1]

    - 溶解性 [1]

きわめて溶けやすい	メタノール	0.95～0.96 *
溶けやすい	N,N-ジメチルホルムアミド	1.5～1.6 *
やや溶けやすい	エタノール(99.5)	13～15 *
溶けにくい	水	690～700 *
きわめて溶けにくい	アセトニトリル	1 400～1 450 *
ほとんど溶けない	ジエチルエーテル	10 000以上 *
ほとんど溶けない	ヘキサン	10 000以上 *

        *本品1gを溶解するのに要する溶媒量(mL)

    - 融点：199.3℃ [1]
    - pKa：4.25(カルボキシル基)　9.53(ピペリジノ基) [1]
    - 分配係数(オクタノール)：2.0(pH 7) [1]
    - 旋光性：示さない(ラセミ体) [1]

2. 代謝, 排泄
　・代謝部位：ほとんど代謝されない [1]
　・排泄部位：糞中および尿中 [1]
　・排泄率：11.1％(48 h 尿中) [1]

3. 毒　性
　・単回投与毒性試験(致死量)：単位(mg/kg/日) [1]
　　　≧5 146(マウス；経口)　　　　≧5 146(ラット；経口)
　　　≧450(イヌ；経口)　　　　　　25～50(ラット；静脈内)
　・反復投与毒性試験(無毒性量)：単位(mg/kg/日) [1]
　　　>10 000(マウス：1箇月；経口)　>4 000(ラット：1箇月；経口)
　　　900(イヌ：1箇月；経口)　　　　8 722(マウス♂：3箇月；経口)
　　　10 324(マウス♀：3箇月；経口)　900(イヌ：6箇月；経口)
　・その他の特殊毒性 [1]
　　変異原性：なし
　　抗原性：認められない
　　癌原性：なし

4. 商品名 [2] (製造会社)
　アレグラ(アベンティスファーマ株式会社)

出典 [1] 医薬品インタビューフォーム：アレグラ錠60 mg, アベンティスファーマ①②, 2003.9改訂
　　 [2] 水島裕編集：今日の治療薬－解説と便覧－2004, 南江堂, 2004.3.1

fluconazole：フルコナゾール

化学名：2, 4-difluoro-α, α-bis(1H-1, 2, 4-triazol-1-ylmethyl)benzyl alcohol [1]
効　能：抗真菌薬　深在性抗真菌薬(トリアゾール系) [4]

1. 物理化学的特徴
- 分子式：$C_{13}H_{12}F_2N_6O$ [1]
- 分子量：306.27 [1]
- CAS-RN：86386-73-4 [2]
- 構造式 [1]

- 溶解性 [1]

溶けやすい	メタノール, 氷酢酸, エタノール
やや溶けやすい	無水酢酸
やや溶けにくい	ジクロルメタン
きわめて溶けにくい	エーテル
溶けにくい	水

- 融点：137〜141℃ [1]
- pKa：1.81 [3]
- 分配係数(n-オクタノール)：2.46(pH 3)　2.82(pH 8) [3]
- pH：5.5〜6.5 [2]

2. 代謝, 排泄
- 排泄部位：腎臓 [2]
- 排泄率：71.8％(5日尿中) [3]

3. 毒性
- 有用な情報なし

4. 商品名 *4 (製造会社)
   ジフルカン (ファイザー株式会社)
   ニコアゾリン (株式会社イセイ)
   ビスカルツ (扶桑薬品工業株式会社)
   フラノス (富山化学工業株式会社)
   フルカジール (長生堂製薬株式会社)
   フルカード (大洋薬品工業株式会社)
   フルコナメルク (メルク・ホエイ株式会社)
   フルコナール (沢井製薬株式会社)
   フルコナゾン (小林薬学工業株式会社：輸入元)
   フルゾール (東和薬品株式会社)
   フルタンゾール (ニプロファーマ株式会社)
   フルラビン (株式会社富士薬品)
   ミコシスト (高田製薬株式会社)

出典 *1 医療用医薬品添付文書：ジフルカンカプセル 50 mg, 100 mg, ファイザー[1][2], 2004.4 改訂
   *2 医薬品インタビューフォーム：フルコナメルクカプセル 50 mg, 100 mg, メルク・ホエイ[1][2], 2004.6
   *3 医療薬学研究会：2004 年版薬剤師のための常用医薬品情報集, 廣川書店, 2004.2.15
   *4 水島裕編集：今日の治療薬－解説と便覧－ 2004, 南江堂, 2004.3.1

fluticasone propionate：
プロピオン酸フルチカゾン

化学名：S-Fluoromethyl 6α, 9-difluoro-11β-hydroxy-16α-methyl-3-oxo-17α-propionyloxyandrost-1, 4-diene-17β-carbothioate *1
効　能：気管支喘息治療薬　吸入用ステロイド薬 *3

1. 物理化学的特徴
    - 分子式：$C_{25}H_{31}F_3O_5S$ *2
    - 分子量：500.57 *2
    - CAS-RN：80474-14-2 *2
    - 構造式 *2

    - 溶解性 *2

ジメチルスルホキシド	2.28 *
ジクロロメタン	39.2 *
アセトニトリル	64.4 *
クロロホルム	64.6 *
メタノール	260 *
エタノール(99.5)	310 *
ジエチルエーテル	1 820 *
水	>10 000 *

        *本品1gを溶解するのに要する溶媒量(mL)

    - 融点：約273℃(分解) *2
    - 分配係数(n-オクタノール)：15 100 *2
    - 旋光度：$[\alpha]_D^{20}$；約+34° *2

2. 代謝, 排泄
   ・代謝部位：肝臓 [*2]

3. 毒　性
   ・単回投与毒性試験(LD_{50})：単位(mg/kg) [*2]
   　　＞2 000(ラット；経口)　　　＞1 000(ラット；皮下)
   　　＞1.66(ラット；吸入)　　　＞0.82(イヌ；吸入)
   ・反復投与毒性試験(無影響量)：単位(μg/kg/日) [*2]
   　　3.0(ラット：26週；吸入)　　6.4(イヌ：26週；吸入)
   　　3.8(ラット：78週；吸入)　　7.5(イヌ：12箇月；吸入)
   ・生殖発生毒性試験(無影響量)：単位(μg/kg/日) [*2]
   　　5(妊娠前, 妊娠初期投与試験：ラット；皮下)
   　　10(器官形成期投与試験：ラット；皮下)
   　　0.08(器官形成期投与試験：ウサギ；皮下)
   　　50(周産, 授乳期投与試験：ラット；皮下)
   ・その他の特殊毒性 [*2]
   　　変異原性：有しない
   　　抗原性：認められない
   　　癌原性：なし
   　　局所刺激性：認められない

4. 商品名 [*3] (製造会社)
   フルタイド(グラクソ・スミスクライン株式会社)

出典 [*1] 医療用医薬品添付文書：フルタイド50エアー, 100エアー, グラクソ・スミスクライン[①②], 2005.6改訂
　　[*2] 医薬品インタビューフォーム：フルタイドディスカス, ロタディスク, エアー, グラクソ・スミスクライン[①②], 2003.12
　　[*3] 水島裕編集：今日の治療薬－解説と便覧－2004, 南江堂, 2004.3.1

imatinib mesilate：メシル酸イマチニブ

化学名：4-(4-methylpiperazin-1-ylmethyl)- N-[4-methyl-3-(4-pyridin-3- ylpyrimidin-2-ylamino)phenyl]benzamide monomethanesulfonate [1]

効　能：抗悪性腫瘍薬　分子標的治療薬 [2]

1. 物理化学的特徴

・分子式：$C_{29}H_{31}N_7O \cdot CH_4O_3S$ [1]
・分子量：589.71 [1]
・CAS-RN：220127-57-1 [1]
・構造式 [1]

・溶解性 [1]

きわめて溶けやすい	水	130 *
やや溶けにくい	メタノール	1.9 *
溶けにくい	エタノール(95)	0.4 *
ほとんど溶けない	アセトニトリル	0.005 *
ほとんど溶けない	1-オクタノール	0.001未満 *
やや溶けやすい	pH 5.5 リン酸塩緩衝液	10以上 *
溶けにくい	pH 6.0 リン酸塩緩衝液	0.1 *
ほとんど溶けない	pH 8.0 リン酸塩緩衝液	0.001未満 *

＊溶解度(w/v%)

・融点：210〜220℃(分解) [1]
・pKa：7.8　3.8　3.3 [1]
・pH：5.5 [1]
・分配係数(1-オクタノール)：<0.01(0.1 mol/L 塩酸)
　　　　　　　　　　　　　　　>100(pH 6.8 リン酸塩緩衝液) [1]

2. 代謝, 排泄

・代謝部位：肝臓 [1]
・排泄部位：糞中 [1]
・排泄率：5.4 %(72 h 尿中未変化体)　20 %(168 h 糞中未変化体) [1]

3. 毒 性
- 単回投与毒性試験(致死量):単位(mg/kg) *1
  - 100(ラット;静脈内)　　　　≧500(マウス;経口)
  - ≧300(カニクイザル;経口)
- 反復投与毒性試験(無毒性量):単位(mg/kg/日) *1
  - 10(ラット:13週;経口)　　　15(サル:13週;経口)
  - 3(イヌ:13週;経口)　　　　5(ラット:26週;経口)
  - ＜15(サル:39週;経口)
- 生殖発生毒性試験(無毒性量):単位(mg/kg/日) *1
  - 20(受胎能,初期胚発生:ラット;経口)
  - 10(胚,胎児発生:ラット;経口)
  - 6(胚,胎児発生:ウサギ;経口)
- その他の特殊毒性 *1
  - 遺伝毒性:認められない

4. 商品名 *2 (製造会社)
グリベック(日本チバガイギー株式会社:輸入元)

出典 *1 医薬品インタビューフォーム:グリベックカプセル100 mg,日本チバガイギー③,ノバルティス ファーマ②,2004.3
　　*2 水島裕編集:今日の治療薬−解説と便覧−2004,南江堂,2004.3.1

imidapril hydrochloride：塩酸イミダプリル

化学名：(−)-(4S)-3-[(2S)-2-[[(1S)-1-ethoxycarbonyl-3-phenylpropyl]amino]propionyl]-1-methyl-2-oxoimidazolidine-4-carboxylic acid hydrochloride [1]

効　能：降圧薬　アンジオテンシン変換酵素(ACE)阻害薬
　　　　糖尿病性腎症治療薬 [2]

1. 物理化学的特徴

- 分子式：$C_{20}H_{27}N_3O_6 \cdot HCl$ [1]
- 分子量：441.91 [1]
- CAS-RN：89396-94-1 [1]
- 構造式 [1]

- 溶解性 [1]

溶けやすい	メタノール	2.7 *
やや溶けやすい	水	20.3 *
やや溶けにくい	エタノール(99.5)	45.4 *
ほとんど溶けない	酢酸エチル	10 000 以上 *
ほとんど溶けない	ジエチルエーテル	10 000 以上 *
ほとんど溶けない	クロロホルム	10 000 以上 *
ほとんど溶けない	ヘキサン	10 000 以上 *

＊本品1gを溶解するのに要する溶媒量(mL)

- 融点：約203℃(分解) [1]
- pKa：5.23 [1]
- 旋光度：$[\alpha]_D^{20}$；−68.0°(乾燥後0.1 g, メタノール10 mL, 100 mm) [2]

2. 代謝, 排泄

- 排泄部位：尿中 [1]
- 排泄率：25.5 %(24 h 尿中) [1]

3. 毒　性
- 単回投与毒性試験(LD_{50})：単位(mg/kg) [*1]
　　＞5 000(マウス；経口)　　＞500(マウス；静脈内)
　　＞1 000(マウス；皮下)　　＞1 800(イヌ；経口)
　　3 846(ラット♂；経口)　　3 536(ラット♀；経口)
　　＞500(ラット；静脈内)　　＞1 000(ラット；皮下)
- 反復投与毒性試験(無影響量)：単位(mg/kg/日) [*1]
　　300(ラット：3箇月；経口)　30(サル：3箇月；経口)
　　6(サル：12箇月；経口)　　12.5(ラット：12箇月；経口)
　　6(イヌ：3箇月；経口)
- 生殖発生毒性試験(無影響量)：単位(mg/kg) [*1]
　　＜1 500(器官形成期投与試験：ラット；経口)
　　＜0.1(器官形成期投与試験：ウサギ；経口)
- その他の特殊毒性 [*1]
　　変異原性：認められない
　　抗原性：認められない
　　癌原性：認められない

4. 商品名 [*2] (製造会社)
　　タナトリル(田辺製薬株式会社)
　　ノバロック(日本シエーリング株式会社)

出典　[*1] 医療品インタビューフォーム：タナトリル錠2.5, 5, 10, 田辺製薬①②, 2005.7改訂
　　　[*2] 水島裕編集：今日の治療薬－解説と便覧－2004, 南江堂, 2004.3.1

imipenem：イミペネム

化学名：(+)-(5R, 6S)-3-[[2-(Formimidoylamino)ethyl]thio]-6-[(R)-1-hydroxyethyl]-7-oxo-1-azabicyclo[3.2.0]hept-2-ene-2-carboxylic acid monohydrate [1]

略　号：IPM [1]
効　能：抗生物質　カルバペネム系薬 [2]

1. 物理化学的特徴
    - 分子式：$C_{12}H_{17}N_3O_4S \cdot H_2O$ [1]
    - 分子量：317.36 [1]
    - CAS-RN：74431-23-5 [1]
    - 構造式 [1]

    - 溶解性 [1]

やや溶けにくい	水	89.3〜97.1 [1]	10.3〜11.2. [2]
溶けにくい	メタノール	149.3〜151.5 [1]	6.6〜6.7. [2]
ほとんど溶けない	エタノール	20 000以上 [1]	0.05未満 [2]
ほとんど溶けない	アセトン	20 000以上 [1]	0.05未満 [2]
ほとんど溶けない	エーテル	20 000以上 [1]	0.05未満 [2]
ほとんど溶けない	クロロホルム	20 000以上 [1]	0.05未満 [2]

        [1]：本品1gを溶解するのに要する溶媒量(mL)　　[2]：溶解度(mg/mL)

    - 融点：約140℃(分解) [1]
    - pKa：3.2　10.8 [1]
    - 旋光度：$[\alpha]_D^{25}$；+79〜+89° [1]
    - pH：4.5〜7.0 [1]
    - 吸光度：$E_{1\,cm}^{1\%}$ (298 nm)；280〜314 [1]

2. 代謝，排泄
    - 代謝部位：腎臓 [1]
    - 排泄部位：尿中 [1]
    - 排泄率：72.76％(24 h尿中) [1]

imipenem

3. 毒　性
- 単回投与毒性試験(LD$_{50}$)：単位(mg/kg) *1
    - 1 208(マウス♂；静脈内)　　1 068(マウス♀；静脈内)
    - 1 922(マウス♂；皮下)　　　2 650(マウス♀；皮下)
    - ＞5 000(マウス；経口)　　　1 316(ラット♂；静脈内)
    - 1 740(ラット♀；静脈内)　　2 000～3 000(ラット♂；皮下)
    - ＞3 000(ラット♀；皮下)　　＞5 000(ラット；経口)
- 反復投与毒性試験(最大無作用量)：単位(mg/kg/日) *1
    - 180(ラット：6週；静脈内)　　＞80(ラット：14週；静脈内)
    - ＞320(ラット：14週；皮下)　　＞60(サル：5週；静脈内)
    - ＞180(サル：5週；皮下)　　　＞60(サル：14週；静脈内)
    - ＞180(サル：14週；皮下)　　＞80(ラット：27週；静脈内)
    - ＞320(ラット：27週；皮下)　　＞60(サル：27週；静脈内)
    - ＞180(サル：27週；皮下)
- 生殖発生毒性試験(最大無作用量)：単位(mg/kg/日) *1
    - ＞80(妊娠前, 妊娠初期投与試験：ラット；静脈内)
    - ＞320(妊娠前, 妊娠初期投与試験：ラット；皮下)
    - 20(器官形成期投与試験：ラット；静脈内)
    - ＜320(器官形成期投与試験：ラット；皮下)
    - ＞80(周産, 授乳期投与試験：ラット；静脈内)
    - ＜320(周産, 授乳期投与試験：ラット；皮下)
- その他の特殊毒性 *1
    - 変異原性：認められない
    - 抗原性：示さない
    - 溶血性：示さない
    - 組織阻害性：示さない
    - 腎臓に対する影響：腎毒性は発現しない
    - 聴覚毒性：異常はみられない

4. 商品名 *2 (製造会社)
    - チエナム(万有製薬株式会社)
    - インダスト(大洋薬品工業株式会社)
    - チエペネム(シオノケミカル株式会社)

出典 *1 医薬品インタビューフォーム：チエナム点滴用, 万有製薬[1][2], 2003.5
　　 *2 水島裕編集：今日の治療薬－解説と便覧－2004, 南江堂, 2004.3.1

interferon alfa-2b:インターフェロン アルファ-2b

効　能:肝疾患治療薬　インターフェロン製剤
　　　　抗悪性腫瘍薬　サイトカイン(インターフェロン)
　　　　抗肝炎ウィルス薬 [*3]

1. 物理化学的特徴
- 分子式:$C_{860}H_{1353}N_{229}O_{255}S_9$ [*1]
- 分子量:19 269 [*1]
- CAS-RN:99210-65-8 [*4]
- 構造式 [*2]

1				5					10					15					20
Cys	Asp	Leu	Pro	Gln	Thr	His	Ser	Leu	Gly	Ser	Arg	Arg	Thr	Leu	Met	Leu	Leu	Ala	Gln
21				25					30					35					40
Met	Arg	Arg	Ile	Ser	Leu	Phe	Ser	Cys	Leu	Lys	Asp	Arg	His	Asp	Phe	Gly	Phe	Pro	Gln
41				45					50					55					60
Glu	Glu	Phe	Gly	Asn	Gln	Phe	Gln	Lys	Ala	Glu	Thr	Ile	Pro	Val	Leu	His	Glu	Met	Ile
61				65					70					75					80
Gln	Gln	Ile	Phe	Asn	Leu	Phe	Ser	Thr	Lys	Asp	Ser	Ser	Ala	Ala	Trp	Asp	Glu	Thr	Leu
81				85					90					95					100
Leu	Asp	Lys	Phe	Tyr	Thr	Glu	Leu	Tyr	Gln	Gln	Leu	Asn	Asp	Leu	Glu	Ala	Cys	Val	Ile
101				105					110					115					120
Gln	Gly	Val	Gly	Val	Thr	Glu	Thr	Pro	Leu	Met	Lys	Glu	Asp	Ser	Ile	Leu	Ala	Val	Arg
121				125					130					135					140
Lys	Tyr	Phe	Gln	Arg	Ile	Thr	Leu	Tyr	Leu	Lys	Glu	Lys	Lys	Tyr	Ser	Pro	Cys	Ala	Trp
141				145					150					155					160
Glu	Val	Val	Arg	Ala	Glu	Ile	Met	Arg	Ser	Phe	Ser	Leu	Ser	Thr	Asn	Leu	Gln	Glu	Ser
161				165															
Leu	Arg	Ser	Lys	Glu															

2. 代謝,排泄
- 有用な情報なし

3. 毒　性
- 単回投与毒性試験(LD_{50}):単位($\times 10^8$ IU/kg) [*2]
    - $>$1.65(マウス;静脈内)　　　$>$3.3(マウス;筋肉)
    - $>$1.65(F344系ラット;静脈内)　$>$3.3(F344系ラット;筋肉)
    - $>$1.65(SD系ラット;静脈内)　$>$3.3(SD系ラット;筋肉)
    - $>$2.6(アカゲザル;静脈内)　$>$2.6(アカゲザル;筋肉)
- 反復投与毒性試験(最大無影響量):単位($\times 10^5$ IU/kg) [*2]

100(F344系ラット：4週；筋肉)
11(SD系ラット：4週；筋肉)
25(カニクイザル：4週；筋肉)

4. 商品名*3 (製造会社)
   イントロンA(シェリング・プラウ株式会社：輸入元)

出典 *1 医療用医薬品添付文書：イントロンA注射用300, 600, 1000, シェリング・プラウ③②, 2004.10改訂
*2 新医薬品承認申請書添付資料：インターフェロンアルファ-2b(遺伝子組換え)イントロンA注射用300, 600, 1000に関する資料, シェリング・プラウ, 申請2001.4, 承認2001.11
*3 水島裕編集：今日の治療薬－解説と便覧－2004, 南江堂, 2004.3.1
*4 http://www.chemexper.com/

iohexol：イオヘキソール

化学名：(±)-*N*, *N*'-bis(2, 3-dihydroxypropyl)-5-[*N*-(2, 3-dihydroxypropyl) acetamido]-2, 4, 6-triiodoisophthalamide [1]
効　能：尿路・血管造影剤(非イオン性モノマー型) [2]

1. 物理化学的特徴
    ・分子式：$C_{19}H_{26}I_3N_3O_9$ [1]
    ・分子量：821.14 [1]
    ・CAS-RN：66108-95-0 [1]
    ・構造式 [1]

    ・溶解性 [1]

きわめて溶けやすい	水	1未満*
溶けやすい	メタノール	1.6*
やや溶けやすい	エタノール	21*
溶けにくい	イソプロパノール	290*
きわめて溶けにくい	アセトン	2 100*
きわめて溶けにくい	アセトニトリル	5 200*
ほとんど溶けない	エーテル	10 000*
ほとんど溶けない	クロロホルム	10 000以上*

    *本品1gを溶解するのに要する溶媒量(mL)

    ・融点：180～190℃(明確に示さない) [1]
    ・旋光性：示さない(ラセミ体) [1]
    ・紫外吸収スペクトル(λ_{max}) [1]
       245 nm(水)　245 nm(pH 3.0緩衝液)　245 nm(pH 9.0緩衝液)
       244 nm(メタノール緩衝液)

2. 代謝, 排泄
 ・排泄部位：腎臓(尿中) [1]
 ・排泄率：21.2〜96.7％(24 h 尿中)　42.2〜102.4％(48 h 尿中)
 　　　　　49.5〜103.9％(72 h 尿中) [1]

3. 毒　性
 ・単回投与毒性試験(LD$_{50}$)：単位(gI/kg) [1]
 　15.62(マウス♂；静脈内)　　　　18.19(マウス♀；静脈内)
 　>20(マウス♂♀；経口)　　　　　15.85(ラット♂；静脈内)
 　14.87(ラット♀；静脈内)　　　　>10(ラット♂♀；クモ膜下腔内)
 　>20(ラット♂♀；経口)　　　　　>20(イヌ♂♀；静脈内)
 　>0.118(サル♂；クモ膜下腔内)　>0.180(サル♀；クモ膜下腔内)
 ・反復投与毒性試験(最大無作用量)：単位(gI/kg/日) [1]
 　0.25(ラット：4週；静脈内)
 ・生殖発生毒性試験(最大無作用量)：単位(gI/kg/日) [1]
 　>4.00(妊娠前, 妊娠初期投与試験：ラット；静脈内)
 　>4.00(器官形成期投与試験：ラット；静脈内)
 　>2.50(器官形成期投与試験：ウサギ；静脈内)
 　>4.00(周産期, 授乳期投与試験：ラット；静脈内)
 ・その他の特殊毒性 [1]
 　変異原性：認められない
 　抗原性：示さない
 　局所刺激性：認められない

4. 商品名 [2] (製造会社)
 　オムニパーク(第一製薬株式会社)
 　イオソール(東和薬品株式会社)
 　イオパーク(富士製薬工業株式会社)
 　イオベリン(大洋薬品工業株式会社)
 　モイオパーク(日研化学株式会社)

出典 [1] 医薬品インタビューフォーム：オムニパーク180, 240(脳槽, 脊髄用)10 ml, 300(脊髄用)10 ml, 第一製薬[1][2], 2004.3改訂
　　 [2] 水島裕編集：今日の治療薬－解説と便覧－2004, 南江堂, 2004.3.1

iopamidol：イオパミドール

化学名：*N*, *N*'-bis[2-hydroxy-1-(hydroxymethyl)ethyl]-5-[(2S)-2-hydroxypropanoylamino]-2, 4, 6-triiodoisophthalamide [1]

効　能：尿路・血管造影剤(非イオン性モノマー型) [4]

1. 物理化学的特徴
- 分子式：$C_{17}H_{22}I_3N_3O_8$ [1]
- 分子量：777.09 [1]
- CAS-RN：62883-00-5 [4]
- 構造式 [1]

- 溶解性 [1]

きわめて溶けやすい	水
やや溶けにくい	メタノール
きわめて溶けにくい	エタノール(99.5)

- 融点：300℃以上 [2]
- pKa：約 10.7 [2]
- 旋光度：$[\alpha]_D^{25}$；$-2.01 \sim -2.27°$ [2]

2. 代謝, 排泄
- 排泄率：100％(24 h 尿中) [1]

3. 毒　性
- 単回投与毒性試験(LD_{50})：単位(gI/kg) [3]

＞24.0(ラット；経口)	＞24.0(ラット；皮下)
7.5(ラット♂；腹腔内)	17.1(ラット♀；腹腔内)

13.4(ラット♂;静脈内)　　12.2(ラット♀;静脈内)
＞24.0(マウス;経口)　　　＞24.0(マウス;皮下)
16.3(マウス♂;静脈内)　　18.1(マウス♀;静脈内)
・反復投与毒性試験(最大無作用量):単位(gI/kg) [3]
　　2(ラット:5週間;静脈内)
・生殖発生毒性試験(最大無作用量):単位(gI/kg) [3]
　　＞4(交配前,妊娠初期投与試験:ラット;腹腔内,静脈内)
　　＞4(器官形成期投与試験:ラット;腹腔内,静脈内)
　　＞4(周産,授乳期投与試験:ラット;腹腔内,静脈内)

4. 商品名 [4] (製造会社)
　　イオパミロン(日本シエーリング株式会社)
　　オイパロミン(富士製薬工業株式会社)
　　オバニロン(東和薬品株式会社)
　　ヒシドール(日本医薬品工業株式会社:輸入元)
　　モイオパミン(光製薬株式会社)

出典 [1] 医療用医薬品添付文書:イオパミン 150, 300, 370, 日本シェーリング①②, 2005.6改訂
　　　[2] 医療薬学研究会:2004年薬剤師のための常用医薬品情報集, 廣川書店, 2004.2.15
　　　[3] 日本薬局方 医薬品情報集 2001, (株)じほう, 2001.3
　　　[4] 水島裕編集:今日の治療薬－解説と便覧－2004, 南江堂, 2004.3.1
　　　[5] http://www.chemexper.com/

ioversol：イオベルソール

化学名：(±)-N, N'-bis(2, 3-dihydroxypropyl)-5-[N-(2-hydroxyethyl)glycolamido]-2, 4, 6-triiodoisophthalamide [1]

効　能：尿路・血管造影剤(非イオン性モノマー型) [2]

1. 物理化学的特徴
- 分子式：$C_{18}H_{24}I_3N_3O_9$ [1]
- 分子量：807.12 [1]
- CAS-RN：87771-40-2 [3]
- 構造式 [1]
- 溶解性 [1]

きわめて溶けやすい	水
溶けやすい	ジメチルホルムアミド
やや溶けにくい	エタノール
きわめて溶けにくい	アセトニトリル
ほとんど溶けない	エーテル

- 分配係数(オクタノール)：0.0004 [1]

2. 代謝, 排泄
- 排泄率：約100％(24 h 尿中未変化体) [1]

3. 毒　性
- 有用な情報なし

4. 商品名 [2] (製造会社)
オプチレイ(タイコヘルスケアジャパン株式会社：輸入元)

出典 [1] 医療用医薬品添付文書：オプチレイ160, 240(血管用), 320(尿路・血管用), 350(血管用), タイコ ヘルスケア ジャパン③, 2003.9改訂
　　 [2] 水島裕編集：今日の治療薬－解説と便覧－2004, 南江堂, 2004.3.1
　　 [3] http://www.chemexper.com/

isosorbide dinitrate：硝酸イソソルビド

化学名：1, 4：3, 6-dianhydro-D-glucitol dinitrate [1]
効　能：狭心症治療薬　硝酸薬 [2]

1. 物理化学的特徴
    ・分子式：$C_6H_8N_2O_8$ [1]
    ・分子量：236.14 [1]
    ・CAS-RN：87-33-2 [1]
    ・構造式 [1]

    ・溶解性 [1]
    　　きわめて溶けやすい　　ジメチルホルムアミド, アセトン
    　　溶けやすい　　　　　　クロロホルム, トルエン
    　　やや溶けやすい　　　　メタノール, エタノール(95), エーテル
    　　ほとんど溶けない　　　水
    ・融点：約 70 ℃ [1]
    ・pKa：該当なし(解離しない) [1]
    ・分配係数(オクタノール/水)：20.6(20 ～ 24 ℃) [1]
    ・旋光度：$[\alpha]_D^{20}$；$+134 \sim +139°$ (脱水物に換算したもの 1 g, エタノール(95), 100 mL, 100 mm) [1]
    ・紫外吸収スペクトル：230 ～ 360 nm は吸収されない [1]

2. 代謝, 排泄
    ・代謝部位：肝臓 [1]
    ・排泄部位：尿中 [1]
    ・排泄率：78 %(24 h 尿中) [1]

3. 毒　性
　・単回投与毒性試験(LD_{50})：単位(mg/kg) *1
　　　747(ラット♂；経口)　　　　778(ラット♀；経口)
　　　1 237(ラット♂；皮下)　　　1 417(ラット♀；皮下)
　　　1 136(マウス♂；経口)　　　1 156(マウス♀；経口)
　・反復投与毒性試験(最大無作用量)：単位(mg/kg/日) *1
　　　48.5(ラット：30日；経口)　　＞480(ラット：90日；経口)
　・生殖発生毒性試験(最大無作用量)：単位(mg/kg/日) *1
　　　32(妊娠前,妊娠初期投与試験：ラット；経口)
　　　250(器官形成期投与試験：ラット；経口)
　　　100(器官形成期投与試験：ウサギ；経口)
　　　32(周産,授乳期投与試験：ラット；経口)

4. 商品名 *2 (製造会社)
　　ニトロール(エーザイ株式会社)
　　カリアント(全星薬品工業株式会社)
　　ニトロバイド(小林化工株式会社)
　　メズサビド(株式会社新日本薬品)
　　サークレス(高田製薬株式会社)
　　ニトソルビド(富士製薬工業株式会社)
　　ニトロフィックス(東洋紡績株式会社)
　　ニトロール R(エーザイ株式会社)
　　フランドル(トーアエイヨー株式会社)
　　アンタップ R(帝三製薬株式会社)
　　イソコロナール R(佐藤薬品工業株式会社)
　　イソピット(東光薬品工業株式会社)
　　サワドール L(沢井製薬株式会社)
　　サワドール S(沢井製薬株式会社)
　　ジアセラ L(東和薬品株式会社)
　　ニトラス(大協薬品工業株式会社)
　　ヘルピニン R(日本オルガノン株式会社)
　　リファタック L(メディサ新薬株式会社)
　　リファタックテープ S(メディサ新薬株式会社)

出典 *1 医薬品インタビューフォーム：フランドル,トーアエイヨー[1],山之内製薬[2],1999.9改訂
　　 *2 水島裕編集：今日の治療薬－解説と便覧－2004,南江堂,2004.3.1

itraconazole:イトラコナゾール

化学名:(±)-1-sec-butyl-4-[p-[4-[p-[[(2R*, 4S*)-2-(2, 4-dichlorophenyl)-2-(1H-1, 2, 4-triazol-1-ylmethyl)-1, 3-dioxolan-4-yl]methoxy]phenyl]-1-piperazinyl]phenyl]-Δ^2-1, 2, 4-triazolin-5-one *[1]

効　能:抗真菌薬　深在性・表在性抗真菌薬(トリアゾール系) *[2]

1. 物理化学的特徴

- 分子式:$C_{35}H_{38}Cl_2N_8O_4$ *[1]
- 分子量:705.63 *[1]
- CAS-RN:84625-61-6 *[1]
- 構造式 *[1]

- 溶解性 *[1]

ジクロロメタン	23.9 *
N, N-ジメチルホルムアミド	3.33 *
テトラヒドロフラン	2.73 *
アセトン	0.20 *
2-ブタノン	0.25 *
酢酸エチル	0.12 *
メタノール	0.071 *
エタノール(99.5)	0.030 *
2-プロパノール	0.019 *
ジエチルエーテル	0.003 *
水	0.0001以下 *

*溶解度(g/100 mL)

- 融点:165～169℃ *[1]
- pKa:3.70(ピペラジン部分) *[1]
- 分配係数(n-オクタノール) *[1]

　　　　3 870(pH 2.3 クエン酸リン酸緩衝液)
　　　　200 000(pH 4.1 クエン酸リン酸緩衝液)
　　　　418 000(pH 6.0 クエン酸リン酸緩衝液)
　　　　463 000(pH 8.1 クエン酸リン酸緩衝液)
　　　　330 000(pH 9.6 ホウ酸水酸化ナトリウム緩衝液)
　　・旋光性：なし(ラセミ体のため)[*1]

2. 代謝，排泄
　　・代謝部位：肝臓 [*1]
　　・排泄部位：尿中および糞中 [*1]
　　・排泄率：≦0.1%(尿中未変化体)　約4%(23 h 糞中) [*1]

3. 毒　性
　　・単回投与毒性試験(LD_{50})：単位(mg/kg) [*1]
　　　　＞320(マウス；経口)　　　　　46.4(マウス；静脈内)
　　　　＞320(ラット；経口)　　　　　46.4(ラット♂；静脈内)
　　　　40.0(ラット♀；静脈内)　　　＞160(モルモット；経口)
　　　　＞200(イヌ；経口)
　　・反復投与毒性試験(最大無作用量)：単位(mg/kg) [*1]
　　　　＜5(ラット：3箇月；経口)　　5(イヌ：3箇月；経口)
　　　　5(ラット：12箇月；経口)　　5(イヌ：12箇月；経口)
　　・生殖発生毒性試験(最大無作用量)：単位(mg/kg) [*1]
　　　　40(妊娠前，妊娠初期投与試験：ラット；経口)
　　　　40(器官形成期投与試験：ラット；経口)
　　　　＞100(器官形成期投与試験：ウサギ；経口)
　　　　20(周産，授乳期投与試験：ラット；経口)
　　・その他の特殊毒性 [*1]
　　　　変異原性：認められない
　　　　癌原性：認められない

4. 商品名 [*2] (製造会社)
　　　　イトリゾール(ヤンセンファーマ株式会社)

出典　[*1] 医薬品インタビューフォーム：イトリゾールカプセル50，ヤンセンファーマ[①②]，協和発酵工業[④]，2004.2改訂
　　　[*2] 水島裕編集：今日の治療薬－解説と便覧－2004，南江堂，2004.3.1

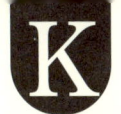

ketotifen fumarate：フマル酸ケトチフェン

化学名：4-(1-methyl-4-ylidene)-4*H*-benzo[4, 5]cyclohepta[1, 2-*b*]thiophen -10(9*H*)-one mono fumarate [1]

効　能：抗アレルギー薬　ヒスタミン H_1 拮抗薬 [3]

1. 物理化学的特徴

- 分子式：$C_{19}H_{19}NOS \cdot C_4H_4O_4$ [1]
- 分子量：425.50 [1]
- CAS-RN：34580-14-8 [2]
- 構造式 [1]

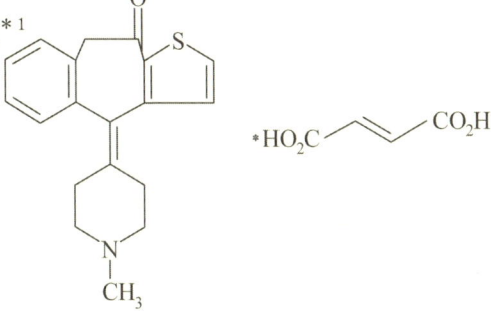

- 溶解性 [2]

やや溶けにくい	メタノール	33 *
やや溶けにくい	エタノール(99.5)	66 *
やや溶けにくい	酢酸(100)	40 *
溶けにくい	水	100 *
溶けにくい	無水酢酸	320 *
ほとんど溶けない	クロロホルム	>10 000 *
ほとんど溶けない	ジエチルエーテル	>10 000 *

　*本品1gを溶解するのに要する溶媒量(mL)

- 融点：約190℃(分解) [1]
- pKa：6.05 [2]
- 分配係数(1-オクタノール)：0.7(0.1 N 塩酸)
　　　　　　　　　　　　　　>100(pH 6.8　0.05 M リン酸緩衝液) [2]
- 旋光性：みられない [2]
- pH：3.4〜3.8 [2]
- 吸光度：$E_{1\,cm}^{1\%}$ (297 nm)：333　$E_{1\,cm}^{1\%}$ (257 nm)：113 [2]

2. 代謝, 排泄

- 排泄部位：尿中 [2]
- 排泄率：71.1 %(120 h 尿中)　　26.4 %(120 h 糞中) [2]

3. 毒　性

- 単回投与毒性試験(LD_{50})：単位(mg/kg) *2
    605(マウス♂；経口)　　　585(マウス♀；経口)
    620(ラット♂；経口)　　　360(ラット♀；経口)
- 反復投与毒性試験(最大無作用量)：単位(mg/kg) *1
    10～25(ラット：5週；経口)　　3～10(ラット：26週；経口)
- 生殖発生毒性試験(無影響量)：単位(mg/kg) *2
    ＞30(妊娠前、妊娠初期投与試験：ラット；経口)
- その他の特殊毒性 *1
    抗原性：認められない
    発癌性：示さない
    粘膜刺激性：みられない

4. 商品名 *3 (製造会社)

ザジテン(日本チバガイギー株式会社)
アナチフェン(小林化工株式会社)
キセブレン(大正薬品工業株式会社)
クラチフェン(日本薬品工業株式会社)
ケトテン(沢井製薬株式会社)
ケトチロン(大原薬品工業株式会社)
ザジトマ(共和薬品工業株式会社)
サルジメン(辰巳化学株式会社)
ジキリオン(太田製薬株式会社)
スプデル(東和薬品株式会社)
デズワルト(株式会社陽進堂)
フマルフェン(日本医薬品工業株式会社)
ベナピー(日本ヘキサル株式会社)
マゴチフェン(鶴原製薬株式会社)
メラボン(大洋薬品工業株式会社)
ザルチフェン(長生堂製薬株式会社)
セキトン(東洋ファルマー株式会社)
ドラケルン(マルコ製薬株式会社)
ニチカード(日新製薬株式会社)
フマルトン(株式会社日本点眼薬研究所)
エレクター(メルク・ホエイ株式会社)
ハークミラー(ハイゾン製薬株式会社)
フサコール(メディサ新薬株式会社)

出典 *1 医療用医薬品添付文書：ザジテン, ノバルティスファーマ①②, 2005.5改訂
　　 *2 医薬品インタビューフォーム：ザジテン, 日本チバガイギー③, ノバルティス ファーマ②, 2002.1改訂
　　 *3 水島裕編集：今日の治療薬－解説と便覧－2004, 南江堂, 2004.3.1

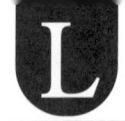

lansoprazole：ランソプラゾール

化学名：(±)-2-[[[3-methyl-4-(2, 2, 2-trifluoroethoxy)-2-pyridyl]methyl] sulfinyl] benzimidazole [1]

効　能：消化性潰瘍治療薬　プロトンポンプ阻害薬 [4]

1. 物理化学的特徴

・分子式：$C_{16}H_{14}F_3N_3O_2S$ [1]
・分子量：369.36 [1]
・CAS-RN：103577-45-3 [5]
・構造式 [1]

・溶解性 [1]

溶けやすい	N, N-ジメチルホルムアミド
やや溶けやすい	メタノール
やや溶けにくい	エタノール(99.5)
きわめて溶けにくい	ジエチルエーテル
ほとんど溶けない	水

・融点：約166℃(分解) [1]
・pKa：8.87(ベンズイミダゾリル基；酸性基)
　　　約1.3(ベンズイミダゾリル基；塩基性基)
　　　約4.5(ピリジル基) [3]
・分配係数(n-オクタノール)：240(pH 7) [3]
・旋光度：$[\alpha]_D^{20}$；0° [3]

2. 代謝, 排泄

・排泄率：0％(24 h尿中未変化体)　13.1～23.0％(24 h尿中代謝物) [1]

3. 毒 性
  ・単回投与毒性試験(LD_{50})：単位(mg/kg) *2
     ＞5 000(マウス；経口)　　＞5 000(マウス；皮下)
     ＞5 000(マウス；腹腔内)　＞5 000(ラット；経口)
     ＞5 000(ラット；皮下)　　約5 000(ラット；腹腔内)
  ・反復投与毒性試験(無影響量)：単位(mg/kg/日) *2
     15(ラット：13週；経口)　5(イヌ：13週；経口)
     1.5(ラット：52週；経口)　5(イヌ：52週；経口)

4. 商品名 *4 (製造会社)
  タケプロン(武田薬品工業株式会社)
  タケプロン OD(武田薬品工業株式会社)

出典 *1 医療用医薬品添付文書：タケプロンカプセル15, 30, 武田薬品工業[1][2], 2004.1改訂
  *2 新医薬品承認申請書添付資料：タケプロンカプセル(ランソプラゾール)逆流性食道炎の用法・用量の一部変更申請に関する資料, 武田薬品工業, 申請1999.1, 承認2000.12
  *3 医療薬学研究会：2004年版薬剤師のための常用医薬品情報集, 廣川書店, 2004.2.15
  *4 水島裕編集：今日の治療薬－解説と便覧－2004, 南江堂, 2004.3.1
  *5 http://www.chemexper.com/

latanoprost:ラタノプロスト

化学名:(+)-isopropyl(Z)-7-[(1R, 2R, 3R, 5S)-3, 5-dihydroxy-2-[(3R)-3-hydroxy-5-phenylpentyl]cyclopentyl]-5-heptenoate [1]
効　能:眼科用剤　緑内障治療薬 [3]

1. 物理化学的特徴
   - 分子式:$C_{26}H_{40}O_5$ [1]
   - 分子量:432.59 [1]
   - CAS-RN:130209-82-4 [4]
   - 構造式 [1]

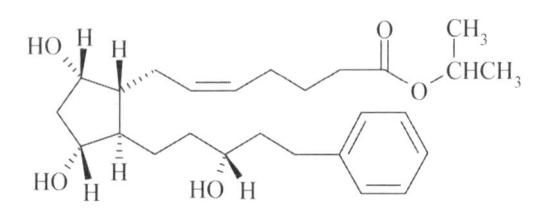

   - 溶解性 [1]

きわめて溶けやすい	アセトニトリル
溶けやすい	メタノール,エタノール(99.5),酢酸エチル
きわめて溶けにくい	ヘキサン
ほとんど溶けない	水
混和する	ジエチレングリコール

   - 分配係数(n-オクタノール):2 000(pH 7.4) [2]
   - 旋光度:$[\alpha]_D^{20}$;+32〜+38° [2]

2. 代謝,排泄
   - 排泄率:86%(24 h尿中)　15%(72 h糞中) [1]

3. 毒　性
   - 有用な情報なし

4. 商品名 [3] (製造会社)
   キサラタン(ファイザー株式会社:輸入元)

出典 [1] 医療用医薬品添付文書:キサラタン点眼液,ファイザー③②,2005.1改訂
　　 [2] 医療薬学研究会:2004年版薬剤師のための常用医薬品情報集,廣川書店,2004.2.15
　　 [3] 水島裕編集:今日の治療薬－解説と便覧－2004,南江堂,2004.3.1
　　 [4] http://www.chemexper.com/

L-carbocisteine：L-カルボシステイン

化学名：(2R)-2-amino-3-carboxymethylsulfanylpropanoic acid [1]
効　能：去痰薬　気道粘液修復薬 [2]

1. 物理化学的特徴
    - 分子式：$C_5H_9NO_4S$ [1]
    - 分子量：179.19 [1]
    - CAS-RN：638-23-3 [1]
    - 構造式 [1]

    - 溶解性 [1]
        - きわめて溶けにくい　　水
        - ほとんど溶けない　　　エタノール(95)
        - 溶ける　　　　　　　　希塩酸, 水酸化ナトリウム試液
    - 融点：約186℃(分解) [1]
    - pKa：2.29　3.68　7.56 [1]
    - 分配係数(1-オクタノール)：0.0(pH 2.3～8.0, 20℃) [1]
    - 旋光度：$[\alpha]_D^{20}$；－33.5～－36.5°(pH 6.0水溶液) [1]

2. 代謝, 排泄
    - 排泄部位：尿中 [1]
    - 排泄率：97％(24 h尿中)　約98％(72 h) [1]

3. 毒　性
    - 単回投与毒性試験(LD_{50})：単位(mg/kg) [1]
        - 8 400(マウス；経口)　　　　9 000(マウス♂；皮下)
        - 9 100(マウス♀；皮下)　　　2 980(マウス♂；腹腔内)
        - 3 600(マウス♀；腹腔内)　　＞15 000(ラット；経口)
        - 10 600(ラット♂；皮下)　　 10 300(ラット♀；皮下)
        - 7 800(ラット；腹腔内)
    - 反復投与毒性試験(無毒性量)：単位(mg/kg) [1]
        - 375(ラット：1箇月；経口)　　87.5(ラット♂：6箇月；経口)
        - 175(ラット♀：6箇月；経口)
    - 生殖発生毒性試験 [1]
        - 認められない(妊娠前, 妊娠初期投与試験：ラット)

認められない(器官形成期投与試験：ラット)
認められない(周産,授乳期投与試験：ラット)
認められない(催奇形試験：ウサギ)
・その他の特殊毒性 [*1]
　発癌性：認められない

4. 商品名 [*2] (製造会社)
　ムコダイン (杏林製薬株式会社)
　カルブタン (メルク・ホエイ株式会社)
　クィーブラン (株式会社陽進堂)
　サワテン (沢井製薬株式会社)
　シスカルボン (共和薬品工業株式会社)
　ムコトロン (大洋薬品工業株式会社)
　メチスタ (東和薬品株式会社)
　ルボラボン (株式会社イセイ)

出典 [*1] 医薬品インタビューフォーム：ムコダイン錠250 mg, 500 mg, 細粒, K10, DS, シロップ5％, 杏林製薬[1][2], 2003.2
　　 [*2] 水島裕編集：今日の治療薬－解説と便覧－2004, 南江堂, 2004.3.1

lenograstim：レノグラスチム

化学名：ヒト口腔底細胞のmRNAに由来するヒト顆粒球コロニー形成刺激因子cDNAの発現により，チャイニーズハムスター卵巣細胞で産生される174個のアミノ酸残基からなる糖蛋白質（分子量：約20 000）[1]

効　能：造血薬　G-CSF [2]

1. 物理化学的特徴

- 分子量：19500；化学分析法　15 300；GPC法　21 600；SDS-PAGE法　20 100；GPC-低角度レーザー光散乱法　23 500；超遠心分離分析法 [1]
- CAS-RN：135968-09-1 [1]
- 構造式 [1]

  1) たん白質部分

```
1               5                   10                  15                  20
Thr-Pro-Leu-Gly-Pro-Ala-Ser-Ser-Leu-Pro-Gln-Ser-Phe-Leu-Leu-Lys-Cys-Leu-Glu-Gln-
21              25                  30                  35                  40
Val-Arg-Lys-Ile-Gln-Gly-Asp-Gly-Ala-Ala-Leu-Gln-Glu-Lys-Leu-Cys-Ala-Thr-Tyr-Lys-
41              45                  50                  55                  60
Leu-Cys-His-Pro-Glu-Glu-Leu-Val-Leu-Leu-Gly-His-Ser-Leu-Gly-Ile-Pro-Trp-Ala-Pro-
61              65                  70                  75                  80
Leu-Ser-Ser-Cys-Pro-Ser-Gln-Ala-Leu-Gln-Leu-Ala-Gly-Cys-Leu-Ser-Gln-Leu-His-Ser-
81              85                  90                  95                  100
Gly-Leu-Phe-Leu-Tyr-Gln-Gly-Leu-Leu-Gln-Ala-Leu-Glu-Gly-Ile-Ser-Pro-Glu-Leu-Gly-
101             105                 110                 115                 120
Pro-Thr-Leu-Asp-Thr-Leu-Gln-Leu-Asp-Val-Ala-Asp-Phe-Ala-Thr-Thr-Ile-Trp-Gln-Gln-
121             125                 130       *         135                 140
Met-Glu-Glu-Leu-Gly-Met-Ala-Pro-Ala-Leu-Gln-Pro-Thr-Gln-Gly-Ala-Met-Pro-Ala-Phe-
141             145                 150                 155                 160
Ala-Ser-Ala-Phe-Gln-Arg-Arg-Ala-Gly-Gly-Val-Leu-Val-Ala-Ser-His-Leu-Gln-Ser-Phe-
161             165                 170
Leu-Glu-Val-Ser-Tyr-Arg-Val-Leu-Arg-His-Leu-Ala-Gln-Pro
```

　　＊　＝ O-グリコシド型糖鎖結合位置（Asn 24, 38, 83）
　　―　＝ S-S型結合（Cys 36-Cys 42, Cys 64-Cys 74）

  2) 糖鎖部分

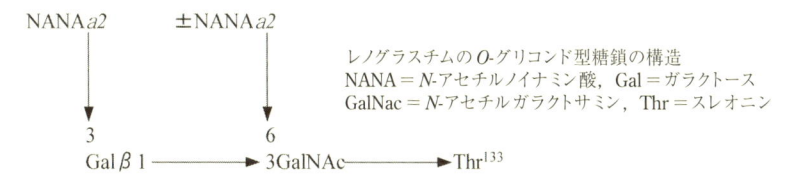

```
NANAa2      ±NANAa2
   |            |
   ↓            ↓
   3            6
  Galβ1 ──────→ 3GalNAc ──────→ Thr^133
```

レノグラスチムの O-グリコンド型糖鎖の構造
NANA＝N-アセチルノイラミン酸，Gal＝ガラクトース
GalNac＝N-アセチルガラクトサミン，Thr＝スレオニン

- 溶解性：水溶液のため該当しない [1]
- pKa：ポリペプチドのため該当しない [1]
- 吸光度：$E_{1\,cm}^{1\%}$ (280 nm)；8.6 [1]
- ゲル等電点電気泳動(pI)：約5.5, 約5.7に2本の主バンドを認める [1]
- 紫外吸収スペクトル：吸収の極大；280 nm
  　　　　　　　　　　吸収の極小；251 nm [1]
- SDSポリアクリルアミド電気泳動：分子量20 000付近に単一バンドを認める [1]

2. 代謝, 排泄
- 排泄率：検出限界値以下(尿中) [1]

3. 毒性
- 単回投与毒性試験(最小致死量)：単位(μg/kg) [1]
  - \>5 000(ラット；静脈内)　　　　\>5 000(ラット；皮下)
  - \>5 000(ラット；経口)　　　　　\>5 000(イヌ；静脈内)
  - \>5 000(イヌ；皮下)
- 反復投与毒性試験(無影響量)：単位(μg/kg/日) [1]
  - 10(ラット：4週；静脈内)　　　10(イヌ：4週；静脈内)
  - 10(ラット：13週；静脈内)　　 10(ラット：13週；皮下)
  - 100(アカゲザル：13週；静脈内) 100(アカゲザル：13週；皮下)
  - 10(ラット：12箇月；腹腔内)　 100(アカゲザル：12箇月；静脈内)
- 生殖発生毒性試験(無影響量)：単位(μg/kg/日) [1]
  - 100(妊娠前, 妊娠初期投与試験：ラット；静脈内)
  - 100(器官形成期投与試験：ラット；静脈内)
  - 1(器官形成期投与試験：ウサギ；静脈内)
  - 100(周産, 授乳期投与試験：ラット；静脈内)
- その他の特殊毒性 [1]
  - 変異原性：認められない
  - 抗原性：認められた
  - 局所刺激性：生理食塩水と同等

4. 商品名 [2] (製造会社)
ノイトロジン(中外製薬株式会社)

出典 [1] 医薬品インタビューフォーム：ノイトロジン注50 μg, 100 μg, 250 μg, 中外製薬①②, 2003.8改訂

　　[2] 水島裕編集：今日の治療薬－解説と便覧－2004, 南江堂, 2004.3.1

leuprorelin acetate：酢酸リュープロレリン

化学名：5-oxo-prolyl-histidyl-tryptophyl-seryl-tyrosyl-D-leucyl-leucyl-arginyl-N-ethyl-prolinamide monoacetate [1]
効　能：抗悪性腫瘍薬　ホルモン(LH-RH アゴニスト) [4]

1. 物理化学的特徴
- 分子式：$C_{59}H_{84}N_{16}O_{12} \cdot C_2H_4O_2$ [1]
- 分子量：1 269.45 [1]
- CAS-RN：74381-53-6 [5]
- 溶解性 [1]

きわめて溶けやすい	水, 酢酸(100)
溶けやすい	メタノール, エタノール(95)
やや溶けにくい	エタノール(99.5)
ほとんど溶けない	アセトニトリル, ジエチルエーテル

- 融点：140℃(発泡)　170℃(融解) [3]
- pKa：5.9　10.0 [3]
- 分配係数(n-オクタノール)：ほとんど分配されない [3]
- 旋光度：$[\alpha]_D^{20}$；$-38 \sim -41°$ [3]

2. 代謝, 排泄
- 排泄率：1.1%(24 h 尿中) [3]

3. 毒　性
- 単回投与毒性試験(LD_{50})：単位(mg/kg) [2]

＞400(マウス；経口)	＞400(マウス；皮下)
＞160(マウス；筋肉内)	＞400(マウス；腹腔内)
＞400(ラット；経口)	＞400(ラット；皮下)
＞160(ラット；筋肉内)	＞400(ラット；腹腔内)

- 反復投与毒性試験(最大無影響量)：単位(mg/kg) [2]

24(ラット：13 週；皮下)[/週]	＜0.8(ラット：1 年；皮下)[/4 週]
8(イヌ：13 週；皮下)[/週]	32(イヌ：1 年；皮下)[/4 週]
2.4(未成熟ラット：13 週；皮下)[/4 週]	

4. 商品名 [4] (製造会社)
リュープリン(武田薬品工業株式会社)
リュープリン SR(武田薬品工業株式会社)

出典 *1 医療用医薬品添付文書：リュープリン注射用1.88, 3.75, 注射用キット1.88, 3.75, 武田薬品工業①②, 2004.4改訂
*2 新医薬品承認申請書添付資料：リュープリンSR注射用キット11.25に関する資料, 武田薬品工業, 申請2001.3, 承認2002.7
*3 医療薬学研究会：2004年版薬剤師のための常用医薬品情報集, 廣川書店, 2004.2.15
*4 水島裕編集：今日の治療薬－解説と便覧－2004, 南江堂, 2004.3.1
*5 http://www.chemexper.com/

levofloxacin：レボフロキサシン

化学名：(−)-(S)-9-fluoro-2, 3-dihydro-3-methyl-10-(4-methyl-1-piperazinyl)-7-oxo-7H-pyrido[1, 2, 3-de][1, 4]benzoxazine-6-carboxylic acid hemihydrate [1]

略　号：LVFX [1]

効　能：抗生物質　ニューキノロン系薬 [2]

1. 物理化学的特徴

・分子式：$C_{18}H_{20}FN_3O_4 \cdot 1/2H_2O$ [1]

・分子量：370.38 [1]

・CAS-RN：100986-85-4 [1]

・構造式 [1]

・溶解性 [1]

溶けやすい	氷酢酸	3.7*
溶けやすい	クロロホルム	5.9*
やや溶けにくい	水	40*
やや溶けにくい	メタノール	79*
溶けにくい	エタノール	160*
ほとんど溶けない	エーテル	10 000以上*

*本品1gを溶解するのに要する溶媒量(mL)

・融点：222〜230℃(分解) [1]

・pKa：5.5(カルボキシル基)　8.0(ピペラジンの4位の窒素) [1]

・分配係数(n-オクタノール)：0.003(0.1 mol/L塩酸)　0.002(pH 3)　0.004(pH 5)　0.553(pH 7)　0.242(pH 8)　1.022(水) [1]

・比旋光度：$[\alpha]_D^{20}$；− 90〜− 97° [1]

・pH：6.8〜7.6(0.1 g → 10 mL水) [1]

2. 代謝, 排泄
    ・排泄部位：腎臓 [*1]
    ・排泄率：85～92％(48 h尿中未変化体)　約3.9％(72 h糞中未変化体) [*1]

3. 毒　性
    ・単回投与毒性試験(LD_{50})：単位(mg/kg) [*1]
        1 881(マウス♂；経口)　　　1 803(マウス♀；経口)
        1 478(ラット♂；経口)　　　1 507(ラット♀；経口)
        268(マウス♂；静脈内)　　　323(マウス♀；静脈内)
        423(ラット♂；静脈内)　　　395(ラット♀；静脈内)
        ＞250(サル；経口)
    ・反復投与毒性試験(最大無作用量)：単位(mg/kg/日) [*1]
        200(ラット：4週；経口)　　　30(サル：4週；経口)
        20(ラット：26週；経口)　　　62.5(サル：26週；経口)
    ・生殖発生毒性試験(最大無作用量)：単位(mg/kg) [*1]
        ＞360(妊娠前,妊娠初期投与試験：ラット；経口)
        90(器官形成期投与試験：ラット；経口)
        ＞50(器官形成期投与試験：ウサギ；経口)
        ＞360(周産期・授乳期投与試験：ラット；経口)
    ・その他の特殊毒性 [*1]
        変異原性：認められない
        抗原性：認められない
        癌原性：もたない
        腎に対する影響：認められない
        聴器に対する影響：認められない
        眼に対する影響：認められない
        腸管毒性：認められない
        光毒性：高用量で認められた

4. 商品名 [*2] (製造会社)
    クラビット(第一製薬株式会社)
    クラビット(参天製薬株式会社)

出典 [*1] 医薬品インタビューフォーム：クラビット錠,細粒,第一製薬[1][2], 2004.10改訂
    [*2] 水島裕編集：今日の治療薬-解説と便覧-2004, 南江堂, 2004.3.1

levofolinate calcium：レボホリナートカルシウム

化学名：(－)-calcium N-[4-[[[(6S)-2-amino-5-formyl-1, 4, 5, 6, 7, 8-hexahydro-4- oxo-6-pteridinyl]methyl]amino]benzoyl]-L-glutamate [1]

効　能：抗悪性腫瘍薬　代謝拮抗薬 [2]

1. 物理化学的特徴

- 分子式：$C_{20}H_{21}CaN_7O_7$ [1]
- 分子量：511.50 [1]
- 構造式 [1]

$$\left[\begin{array}{c} H_2N \\ \end{array} \text{pteridine-CHO, CH}_2\text{NH-C}_6\text{H}_4\text{-CONH-CH(CH}_2\text{CH}_2\text{COO}^-)\text{COO}^- \right] Ca^{2+}$$

- 溶解性 [1]
  - やや溶けにくい　　　酢酸(100)，水
  - ほとんど溶けない　　エタノール(95)，ジエチルエーテル，メタノール
- 融点：約264℃(分解) [1]
- 旋光度：$[\alpha]_D^{20}$；－15～－19° [1]

2. 代謝，排泄

- 排泄率：46.4％(24 h 尿中未変化体) [1]

3. 毒　性

- 有用な情報なし

4. 商品名 [2] (製造会社)

アイソボリン(ワイス株式会社：輸入元)

出典 [1] 医療用医薬品添付文書：アイソボリン注25 mg，ワイス③，武田薬品工業②，2005.5改訂
　　 [2] 水島裕編集：今日の治療薬－解説と便覧－2004，南江堂，2004.3.1

L-glutamine：L-グルタミン

化学名：glutamic acid5-amide [1]

1. 物理化学的特徴
    - 分子式：$C_5H_{10}N_2O_3$ [1]
    - 分子量：146.14 [1]
    - CAS-RN：56-85-9 [1]
    - 構造式 [1]

$$H_2NOCCH_2CH_2-\overset{\overset{H}{|}}{\underset{\underset{NH_2}{|}}{C}}-COOH$$

    - 溶解性 [1]
        やや溶けやすい　　　水
        ほとんど溶けない　　エタノール(95)，ジエチルエーテル
    - 融点：185～186℃ [1]
    - pKa：2.17　9.13 [1]
    - 比旋光度：$[\alpha]_D^{20}$；＋6.3～＋7.30° [1]
    - pH：約5 [1]

2. 代謝, 排泄
    - 有用な情報なし

3. 毒　性
    - 単回投与毒性試験(LD_{50})：単位(mg/kg) [1]
        14 730(ラット♂；経口)　　　17 790(ラット♀；経口)
        10 180(マウス♂；経口)　　　10 990(マウス♀；経口)
    - 反復投与毒性試験(最大無作用量)：単位(mg/kg/日) [1]
        ＞4 000(ラット：30日；経口)　　＞4 000(ラット：180日；経口)

4. 商品名 [2] (製造会社)
    12％イスポール(日本製薬株式会社)
    アズクレニンS(長生堂製薬株式会社)
    アズレン(サンノーバ株式会社)
    アルサズレン(扶桑薬品工業株式会社)

L-glutamine

ガイサール(日本医薬品工業株式会社)
グリマック(メディサ新薬株式会社)
グルミン(協和発酵工業株式会社)
グロリアミン(日本ヘキサル株式会社)
トーワズレン(東和薬品株式会社)
ヒズレンS(辰巳化学株式会社)
プロテアミン(テルモ株式会社)
マーズレン-S(寿製薬株式会社)
マーズレンES(寿製薬株式会社)
ヨウズレンS(株式会社陽進堂)
ルフレン(マルコ製薬株式会社)

出典 ＊1 医薬品インタビューフォーム：マーズレン-S顆粒, ES錠, ゼリア新薬工業[2], 寿製薬[1], 2003.7
　　＊2 水島裕編集：今日の治療薬－解説と便覧－2004, 南江堂, 2004.3.1

limaprost alfadex：リマプロスト アルファデクス

化学名：(E)-7-[$(1R, 2R, 3R)$-3-hydroxy-2-[$(3S, 5S)$-(E)-3-hydroxy-5-methyl-1-nonenyl]-5-oxocyclopentyl]-2-heptenoic acid α-cyclodextrin inclusion compound [1]

効　能：血管拡張薬　プロスタグランジン [4]

1. 物理化学的特徴
- 分子式：$C_{22}H_{36}O_5 \cdot xC_{36}H_{60}O_{30}$ [1]
- 分子量：380.52 [1]
- CAS-RN：74397-12-9 [5]
- 構造式 [1]

$xC_{36}H_{60}O_{30}$
(α-cyclodextrin)

- 溶解性 [1]

　　溶けやすい　　　　　水
　　きわめて溶けにくい　エタノール(95)
　　ほとんど溶けない　　酢酸エチル, ジエチルエーテル

- 融点：260 ℃(分解) [3]
- 旋光度：$[\alpha]_D^{20}$；$+125 \sim +135°$ [3]

2. 代謝, 排泄
- 有用な情報なし

3. 毒　性
- 単回投与毒性試験(LD_{50})：単位(mg/kg) [2]

　　824(マウス♂；経口)　　　　672(マウス♀；経口)
　　601(マウス♂；皮下)　　　　731(マウス♀；皮下)
　　737(マウス♂；静脈内)　　　740(マウス♀；静脈内)
　　731(ラット♂；経口)　　　　648(ラット♀；経口)
　　78.9(ラット♂；皮下)　　　 142(ラット♀；皮下)
　　325(ラット♂；静脈内)　　　399(ラット♀；静脈内)

・反復投与毒性試験(最大無影響量):単位(mg/kg) *2
　　3.34(ラット:1箇月;経口)　　0.1(サル:1箇月;経鼻胃内)
　　3.6(ラット:6箇月;経口)

4. 商品名 *4 (製造会社)
　　オパルモン(小野薬品工業株式会社)
　　プロレナール(大日本製薬株式会社)
　　オパプロスモン(日本医薬品工業株式会社)
　　オプチラン(大洋薬品工業株式会社)
　　ゼフロプト(シオノケミカル株式会社)

出典 *1 医療用医薬品添付文書:オパルモン錠,小野薬品工業①②, 2003.9改訂
　　 *2 新医薬品承認申請書添付資料:オパルモン錠,プロレナール錠(リマプロストアルファデクス)に関する資料,小野薬品工業,大日本製薬,申請1996.3,承認2001.4
　　 *3 医療薬学研究会:2004年版薬剤師のための常用医薬品情報集,廣川書店,2004.2.15
　　 *4 水島裕編集:今日の治療薬－解説と便覧－2004,南江堂,2004.3.1
　　 *5 http://www.chemexper.com/

losartan potassium：ロサルタンカリウム

化学名：2-butyl-4-chloro-1-[2'-(tetrazol-5-yl)biphenyl-4-ylmethyl] -1H-imidazole-5-methanol potassium salt [1]

効　能：降圧薬　アンジオテンシンII受容体(AII)拮抗薬 [2]

1. 物理化学的特徴
   - 分子式：$C_{22}H_{22}ClKN_6O$ [1]
   - 分子量：461.01 [1]
   - CAS-RN：124750-99-8 [1]
   - 構造式 [1]

   - 溶解性 [1]

水	>1 000 *
ジメチルホルムアミド	>1 000 *
メタノール	480 *
エタノール(95)	360 *
アセトニトリル	2.0 *
エーテル	0.00032 *

     *溶解度(mg/mL)

   - 融点：262〜265℃ [1]
   - pKa：4.3 [1]
   - 分配係数(n-オクタノール)：14(0.1 N 塩酸)　210(pH 4 緩衝液)
     　　　　　　　　　　　　8.7(pH 7 緩衝液)
     　　　　　　　　　　　　3.4(pH 10 緩衝液)　3.6(0.1 N 水酸化ナトリウム) [1]
   - pH：7.6〜7.8 [1]

2. 代謝, 排泄
 ・代謝部位：肝臓[*1]
 ・排泄部位：糞中, 尿中[*1]
 ・排泄率：3.2～4.1％(30 h尿中未変化体)[*1]

3. 毒　性
 ・単回投与毒性試験(最小致死量)：単位(mg/kg)[*1]
    2 000(マウス♂；経口)　　　1 000(マウス♀；経口)
    400(マウス；腹腔内)　　　　2 000(ラット♂；経口)
    ＞2 000(ラット♀；経口)　　　200(ラット；腹腔内)
    ＞320(イヌ；経口)
 ・反復投与毒性試験(無毒性量)：単位(mg/kg/日)[*1]
    15(ラット♂：14週；経口)　　135(ラット♀：14週；経口)
    100(サル：14週；経口)　　　5(イヌ：14週；経口)
    15(ラット：53週；経口)　　　5(イヌ：53週；経口)
 ・生殖発生毒性試験(無毒性量)：単位(mg/kg/日)[*1]
    ＞150(妊娠前, 妊娠初期投与試験♂：ラット；経口)
    ＞300(妊娠前, 妊娠初期投与試験♀：ラット；経口)
    ＞200(器官形成期投与試験：ラット；経口)
    ＜40(器官形成期投与試験：ウサギ；経口)
    5(周産, 授乳期投与試験：ラット；経口)
 ・その他の特殊毒性[*1]
    変異原性：認められない
    抗原性：示さない
    癌原性：認められない

4. 商品名[*2](製造会社)
    ニューロタン(万有製薬株式会社)

出典　[*1] 医薬品インタビューフォーム：ニューロタン錠25, 50, 万有製薬[①②], 2004.2
　　　[*2] 水島裕編集：今日の治療薬－解説と便覧－2004, 南江堂, 2004.3.1

manidipine hydrochloride:塩酸マニジピン

化学名:2-[4-(diphenylmethyl)-1-piperazinyl]ethyl methyl(±)-1, 4-dihydro-2, 6-dimethyl-4-(*m*-nitrophenyl)-3, 5-pyridinedicarboxylate dihydrochloride [1]
効　能:降圧薬　Ca拮抗薬(ジヒドロピリジン系) [3]

---

1. 物理化学的特徴
    - 分子式:$C_{35}H_{38}N_4O_6 \cdot 2HCl$ [1]
    - 分子量:683.63 [1]
    - CAS-RN:120092-68-4 [4]
    - 構造式 [1]

    - 溶解性 [1]
        溶けやすい　　　　　ジメチルスルホキシド
        やや溶けにくい　　　メタノール, 氷酢酸
        溶けにくい　　　　　無水エタノール, クロロホルム
        きわめて溶けにくい　アセトニトリル, アセトン
        ほとんど溶けない　　水, 酢酸エチル, エーテル
    - 融点:204～210℃(分解) [1]
    - pKa:2.46 [2]

---

2. 代謝, 排泄
    - 排泄率:0%(尿中未変化体)　2～5%(24 h尿中代謝物) [1]

---

3. 毒　性
    - 有用な情報なし

4. 商品名 *3 (製造会社)
　　カルスロット(武田薬品工業株式会社)

出典 *1 医療用医薬品添付文書：カルスロット錠5, 10, 20, 武田薬品工業①②, 2002.9改訂
　　 *2 医療薬学研究会：2004年版薬剤師のための常用医薬品情報集, 廣川書店, 2004.2.15
　　 *3 水島裕編集：今日の治療薬－解説と便覧－2004, 南江堂, 2004.3.1
　　 *4 http://www.chemexper.com/

mecobalamin：メコバラミン

化学名：*Coα*-[*α*-(5, 6-dimethylbenz-1*H*-imidazolyl)]-*Coβ*-methylcobamide *1
効　能：ビタミン薬　ビタミン B12 *2

1. **物理化学的特徴**
   - 分子式：$C_{63}H_{91}CoN_{13}O_{14}P$ *1
   - 分子量：1 344.38 *1
   - CAS-RN：13422-55-4 *1
   - 構造式 *1

   - 溶解性 *1

やや溶けにくい	水	80 *
溶けにくい	エタノール(99.5)	180 *
ほとんど溶けない	アセトニトリル	10 000 以上 *

     ＊本品1gを溶解するのに要する溶媒量(mL)

   - 融点：約200℃で黒変し約240℃で分解 *1
   - pKa：2.7 *1
   - 吸収スペクトル：極大波長；264, 277, 286, 305, 375, 461 nm(pH 2.0)
     　　　　　　　　極大波長；266, 280, 290, 316, 342, 375, 522 nm(pH 7.0) *1
   - 比吸光度：$E_{1\,cm}^{1\%}$(523 nm)；68.5 *1
   - pH：約6 *1

2. **代謝, 排泄**
   - 排泄部位：尿中 *1
   - 排泄率：65〜73％(24 h尿中) *1

3. 毒性

- 単回投与毒性試験(LD_{50})：単位(mg/kg) [*1]
  - \>666(マウス；皮下)　　　\>666(マウス；腹腔内)
  - \>666(マウス；静脈内)　　\>1 000(マウス；経口)
  - \>333(ラット；皮下)　　　\>333(ラット；腹腔内)
  - \>333(ラット；静脈内)　　\>500(ラット；経口)
  - \>60(ウサギ♂；静脈内)　　\>200(ビーグル犬；静脈内)
- 反復投与毒性試験(最大無作用量)：単位(mg/kg/日) [*1]
  - \>20(ラット：1箇月；腹腔内)　　5.0(ビーグル犬：90日；静脈内)
  - \>20(ラット：6箇月；腹腔内)　　0.5(ビーグル犬：12箇月；静脈内)
- 生殖発生毒性試験(最大無作用量)：単位(mg/kg/日) [*1]
  - \>50(妊娠前, 妊娠初期投与試験：ラット；静脈内)
  - \>50(器官形成期投与試験：ラット；静脈内)
  - \>50(器官形成期投与試験：ウサギ；静脈内)
  - \>50(周産, 授乳期投与試験：ラット；静脈内)
- その他の特殊毒性 [*1]
  - 変異原性：認められない
  - 溶血性：認められない
  - 抗原性：認められない
  - 局所障害性：認められた(7日後回復)

4. 商品名 [*2] (製造会社)

- メチコバール(エーザイ株式会社)
- カロマイドMe(山之内製薬株式会社)
- コバメチン(三共株式会社)
- コメスゲン(辰巳化学株式会社)
- バンコミン(大日本製薬株式会社)
- ノイメチコール(寿製薬株式会社)
- メコラミン(日新製薬株式会社)
- メチクール(沢井製薬株式会社)
- メチコバイド(ダイト株式会社)
- レチコラン(東菱薬品工業株式会社)
- ヨウコバール(株式会社陽進堂)
- ローミス(東和薬品株式会社)

出典 [*1] 医薬品インタビューフォーム：メチコバール注射液500μg, エーザイ[①②], 2003.6改訂
　　 [*2] 水島裕編集：今日の治療薬－解説と便覧－2004, 南江堂, 2004.3.1

menatetrenone:メナテトレノン

化学名:2-methyl-3-[(2E, 6E, 10E)-3, 7, 11, 15-tetramethylhexadeca-2, 6, 10, 14-tetraen-1-yl]-1, 4-naphthoquinone [*1]
効　能:骨・カルシウム代謝薬　ビタミンK_2製剤
　　　　ビタミン薬　ビタミン K [*2]

1. 物理化学的特徴
・分子式:$C_{31}H_{40}O_2$ [*1]
・分子量:444.65 [*1]
・CAS-RN:863-61-6 [*1]
・構造式 [*1]

・溶解性 [*1]

きわめて溶けやすい	ヘキサン	0.5 *
やや溶けやすい	エタノール(99.5)	25 *
溶けにくい	メタノール	350 *
ほとんど溶けない	水	10 000 以上 *

*本品1gを溶解するのに要する溶媒量(mL)

・融点:約 37℃ [*1]
・pKa:解離する基をもたない [*1]
・旋光性:示さない [*1]
・吸収スペクトル:吸収の極大;243, 248.5, 260, 269.5, 326 nm
　　　　　　　　　吸収の極小;245.5, 253.5, 265, 286 nm [*1]
・比吸光度:$E_{1\,cm}^{1\%}$(248.5 nm);439 [*1]

2. 代謝,排泄
・排泄部位:腎臓(尿中)および肝臓(糞中) [*1]
・排泄率:0%(48 h 尿中未変化体)　14.9%(48 h 糞中未変化体) [*1]

menatetrenone

3. 毒 性
- 単回投与毒性試験(LD_{50})：単位(mg/kg) [*1]
 　>5 000(マウス；経口)　　　>5 000(ラット；経口)
 　>1 000(イヌ♂；経口)
- 反復投与毒性試験(最大無作用量)：単位(mg/kg/日) [*1]
 　>800(ラット：1箇月；経口)　　>2 000(イヌ：3箇月；経口)
 　>500(ラット：12箇月；経口)　　>2 000(イヌ：12箇月；経口)
- 生殖発生毒性試験(最大無作用量)：単位(mg/kg/日) [*1]
 　>1 000(妊娠前，妊娠初期投与試験：ラット；経口)
 　>1 000(器官形成期投与試験：ラット；経口)
 　>1 000(器官形成期投与試験：ウサギ；経口)
 　>1 000(周産，授乳期投与試験：ラット；経口)
- その他の特殊毒性 [*1]
 　変異原性：陰性
 　抗原性：認められない
 　癌原性：認められない

4. 商品名 [*2] (製造会社)
　グラケー(エーザイ株式会社)
　ケイツー(エーザイ株式会社)
　ケイツーN(エーザイ株式会社)

出典 [*1] 医薬品インタビューフォーム：グラケーカプセル15 mg, エーザイ①②, 2003.2改訂
　　 [*2] 水島裕編集：今日の治療薬－解説と便覧－2004, 南江堂, 2004.3.1

mexiletine hydrochloride：塩酸メキシレチン

化学名：(RS)-2-(2, 6-dimethylphenoxy)-1-methylethylamine monohydrochloride [1]
効　能：抗不整脈薬　Naチャンネル遮断薬(クラスIb群)
　　　　糖尿病治療薬　神経障害治療薬 [4]

1. 物理化学的特徴
・分子式：$C_{11}H_{17}NO \cdot HCl$ [1]
・分子量：215.72 [1]
・CAS-RN：5370-01-4 [5]
・構造式 [1]

$$\text{構造式: 2,6-dimethylphenoxy-CH}_2\text{CH(CH}_3\text{)-NH}_2 \cdot HCl$$

・溶解性 [1]
　　溶けやすい　　　　　水, エタノール(95)
　　溶けにくい　　　　　アセトニトリル
　　ほとんど溶けない　　ジエチルエーテル
・融点：200〜204℃ [1]
・pKa：9.06±0.02 [2,3]
・旋光性：示さない [1]
・pH：3.8〜5.8 [1]

2. 代謝, 排泄
・代謝部位：肝臓 [2,3]
・排泄部位：腎臓 [2,3]
・排泄率：約5〜6％(24 h尿中未変化体) [1]

3. 毒　性
・単回投与毒性試験(LD_{50})：単位(mg/kg) [2,3]
　　310(マウス♂；経口)　　　400(マウス♀；経口)
　　43(マウス♂；静脈内)　　　50(マウス♀；静脈内)
　　235(マウス♂；皮下)　　　255(マウス♀；皮下)
　　330(ラット♂；経口)　　　400(ラット♀；経口)
　　27(ラット♂；静脈内)　　　30(ラット♀；静脈内)

　　　　540(ラット♂;皮下)　　　　　500(ラット♀;皮下)
・反復投与毒性試験(最大無作用量):単位(mg/kg/日)*2,3
　　　　90(ラット:6箇月;経口)
・生殖発生毒性試験(最大無作用量):単位(mg/kg)*2,3
　　　　25(妊娠前,妊娠初期投与試験:ラット;経口)
　　　　75(器官形成期投与試験:ラット;経口)
　　　　50(周産,授乳期投与試験:ラット;経口)
・その他の特殊毒性*2,3
　　　変異原性:認められない
　　　抗原性:認められない
　　　癌原性:認められない
　　　依存性:認められない

4. 商品名*4 (製造会社)
　　　メキシチール(ベーリンガーインゲルハイム製薬株式会社:輸入元)
　　　オルゾロン(小林化工株式会社)
　　　トイ(東洋ファルマー株式会社)
　　　ポエルテン(株式会社陽進堂)
　　　メキシレート(小林製薬工業株式会社)
　　　メキトライド(東和薬品株式会社)
　　　メレート(メディサ新薬株式会社)
　　　モバレーン(辰巳化学株式会社)

出典 *1 医療用医薬品添付文書:メキシチールカプセル50 mg, 100 mg,日本ベーリンガーインゲルハイム, 2003.7改訂
　　 *2 医薬品インタビューフォーム:メキシバールカプセル50, 100,日本医薬品工業①②, 2004.4
　　 *3 日本薬局方 医薬品情報 2001, (株)じほう, 2001.3
　　 *4 水島裕編集:今日の治療薬-解説と便覧- 2004, 南江堂, 2004.3.1
　　 *5 http://www.chemexper.com/

mosapride citrate：クエン酸モサプリド

化学名：(±)-4-amino-5-chloro-2-ethoxy-*N*-[[4-(4-fluorobenzyl)-2- morpholinyl]methyl]benzamide citrate dihydrate [*1]
効　能：胃腸機能調整薬　セロトニン受容体作動薬 [*3]

1. 物理化学的特徴
    - 分子式：$C_{21}H_{25}ClFN_3O_3 \cdot C_6H_8O_7 \cdot 2H_2O$ [*1]
    - 分子量：650.05 [*1]
    - CAS-RN：156925-25-6 [*4]
    - 構造式 [*1]
    - 溶解性 [*1]

溶けやすい	*N*, *N*-ジメチルホルムアミド, ピリジン, 酢酸(100)
やや溶けにくい	メタノール
溶けにくい	エタノール(95), 無水酢酸
ほとんど溶けない	ジエチルエーテル, 水

    - pKa：6.20 [*2]

2. 代謝, 排泄
    - 排泄部位：尿中および糞中 [*1]
    - 排泄率：0.1％(48 h 尿中未変化体)　7.0％(48 h 尿中主代謝物) [*1]

3. 毒　性
    - 有用な情報なし

4. 商品名 [*3] (製造会社)
    ガスモチン(大日本製薬株式会社)

出典 [*1] 医療用医薬品添付文書：ガスモチン錠5 mg, 2.5 mg, 散, 大日本製薬①②, 2004.7改訂
　　 [*2] 医療薬学研究会：2004年版薬剤師のための常用医薬品情報集, 廣川書店, 2004.2.15
　　 [*3] 水島裕編集：今日の治療薬－解説と便覧－2004, 南江堂, 2004.3.1
　　 [*4] http://www.chemexper.com/

nafamostat mesilate：メシル酸ナファモスタット

化学名：6-amidino-2-naphthyl *p*-guanidinobenzoate dimethanesulfonate [1]
効　能：膵疾患治療薬　蛋白分解酵素阻害薬 [3]

1. 物理化学的特徴
    - 分子式：$C_{19}H_{17}N_5O_2 \cdot 2CH_3SO_3H$ [1]
    - 分子量：539.58 [1]
    - CAS-RN：82956-11-4 [4]
    - 構造式 [1]

    - 溶解性 [1]

溶けやすい	ギ酸
やや溶けやすい	水
溶けにくい	N,N-ジメチルホルムアミド
溶けにくい	メタノール
溶けにくい	エタノール(95)
ほとんど溶けない	ジエチルエーテル

    - 融点：約260℃(分解) [1]

2. 代謝，排泄
    - 排泄率：30.2％(24 h尿中；総アミジノナフトール) [1]

3. 毒　性
    - 単回投与毒性試験(LD_{50})：単位(mg/kg) [2]

4 600(マウス♂；経口)	5 190(マウス♀；経口)
6 180(マウス♂；皮下)	5 650(マウス♀；皮下)
269(マウス♂；腹腔内)	350(マウス♀；腹腔内)
24.4(マウス♂；静注)	31.1(マウス♀；静注)
3 050(ラット♂；経口)	2 750(ラット♀；経口)
9 200(ラット♂；皮下)	9 750(ラット♀；皮下)
162(ラット♂；腹腔内)	150(ラット♀；腹腔内)
16.4(ラット♂；静注)	17.0(ラット♀；静注)

・生殖発生毒性試験(最大無作用量):単位(mg/kg/日)*2
　　認められない(妊娠前,妊娠初期投与試験:ラット)
　　＜16(器官形成期投与試験:ラット;腹腔内)
　　＜4(器官形成期投与試験:ウサギ;静脈内)
　　＜12(周産,授乳期投与試験:ラット;腹腔内)
・その他の特殊毒性*2
　　変異原性:認められない
　　抗原性:認められた

4. 商品名*3(製造会社)
　　フサン(鳥居薬品株式会社)
　　コアヒビター(清水製薬株式会社)
　　ストリーム(マルコ製薬株式会社)
　　オプサン(株式会社三和化学研究所)
　　サメット(三共エール薬品株式会社)
　　ナオタミン(旭化成ファーマ株式会社)
　　ナファタット(日本医薬品工業株式会社:輸入元)
　　ナファン(シオノケミカル株式会社)
　　ナモスタット(株式会社科薬)
　　ファモセット(東和薬品株式会社)
　　ブセロン(沢井製薬株式会社)
　　ベラブ(東菱薬品工業株式会社)

出典　*1 医療用医薬品添付文書:注射用フサン10,50,鳥居薬品[1][2], 2005.4改訂
　　　*2 医療薬 日本医薬品集, (株)薬業時報社, 1997.10
　　　*3 水島裕編集:今日の治療薬－解説と便覧－2004, 南江堂, 2004.3.1
　　　*4 http://www.chemexper.com/

nicardipine hydrochloride：塩酸ニカルジピン

化学名：2-(*N*-Benzyl-*N*-methylamino)ethyl methyl(*RS*)-1, 4-dihydro-2, 6-dimethyl -4- (3-nitrophenyl)pyridine-3, 5-dicarboxylate monohydrochloride [1]

効　能：降圧薬　Ca拮抗薬(ジヒドロピリジン系) [3]

1. 物理化学的特徴

- 分子式：$C_{26}H_{29}N_3O_6 \cdot HCl$ [1]
- 分子量：515.99 [1]
- CAS-RN：54527-84-3 [2]
- 構造式 [1]

及び鏡像異性体

- 溶解性 [1]

    溶けやすい　　　　　メタノール, 酢酸(100)
    やや溶けにくい　　　エタノール(99.5)
    溶けにくい　　　　　水, アセトニトリル, 無水酢酸

- 融点：167〜171℃ [1]
- pKa：約7.2 [2]
- 旋光性：示さない [1]
- 比吸光度 [2]

    $E_{1\,cm}^{1\%}$ (237 nm)；538　$E_{1\,cm}^{1\%}$ (353 nm)；131(無水エタノール)

2. 代謝, 排泄

- 排泄率：29.9％(24 h尿中未変化体および代謝物) [2]

3. 毒性

- 単回投与毒性試験(LD_{50})：単位(mg/kg) [2]

    643(ラット♂；経口)　　　557(ラット♀；経口)
    735(ラット♂；皮下)　　　683(ラット♀；皮下)
    171(ラット♂；腹腔内)　　155(ラット♀；腹腔内)

18.1(ラット♂;静脈内)　　25.0(ラット♀;静脈内)
634(マウス♂;経口)　　　650(マウス♀;経口)
540(マウス♂;皮下)　　　710(マウス♀;皮下)
144(マウス♂;腹腔内)　　161(マウス♀;腹腔内)
20.7(マウス♂;静脈内)　　19.9(マウス♀;静脈内)

・反復投与毒性試験(最大無作用量):単位(mg/kg)*2
　　10(ラット:5週間)　　　25(イヌ:6週間)
　　3(ラット♂:26週間)　　10(ラット♀:26週間)
　　3(イヌ:26週間)

・生殖発生毒性試験*2
　　認められない(妊娠前,妊娠初期投与試験:ラット)
　　認められない(器官形成期投与試験:ラット)
　　認められない(器官形成期投与試験:ウサギ)
　　認められた(周産,授乳期投与試験:ラット)

・その他の特殊毒性*2
　　変異原性:認められない
　　抗原性:認められない
　　局所刺激性:みられない
　　依存性:なし

4. **商品名*3(製造会社)**
　　ペルジピン(山之内製薬株式会社)
　　ペルジピンLA(山之内製薬株式会社)
　　ニコデール(日本シエーリング株式会社)
　　ニコデールLA(日本シエーリング株式会社)
　　アプロバン(株式会社富士薬品)
　　アポジピン(共和薬品工業株式会社)
　　アポジピンL(共和薬品工業株式会社)
　　イセジピール(株式会社イセイ)
　　カルトラン(長生堂製薬株式会社)
　　サリペックス(日本医薬品工業株式会社)
　　サリペックスLA(日本医薬品工業株式会社)
　　ツルセピン(鶴原製薬株式会社)
　　ドローマー(株式会社陽進堂)
　　ニカルピン(沢井製薬株式会社)
　　ニスタジール(東和薬品株式会社)
　　パルペジノン(大正薬品工業株式会社)
　　パルペジノンLA(大正薬品工業株式会社)
　　ミタピラ(東洋ファルマー株式会社)

ラジストミン(大洋薬品工業株式会社)
ラジストミンL(大洋薬品工業株式会社)

出典 *1 医療用医薬品添付文書:ペルジピン錠10 mg, 20 mg, 散10％, 山之内製薬[1][2], 2003.4改訂
　　 *2 医薬品インタビューフォーム:ペルジピン錠10 mg, 20 mg, 散10％, 山之内製薬[1][2], 2003.9
　　 *3 水島裕編集:今日の治療薬－解説と便覧－2004, 南江堂, 2004.3.1

nicergoline：ニセルゴリン

化学名：(+)-10-methoxy-1, 6-dimethylergoline-8β-methanol 5-bromonicotinate [1]
効　能：脳循環・代謝改善薬(狭義) [2]

1. 物理化学的特徴

・分子式：$C_{24}H_{26}BrN_3O_3$ [1]
・分子量：484.39 [1]
・CAS-RN　27848-84-6 [1]
・構造式 [1]

・溶解性 [1]

溶けやすい	メタノール, クロロホルム, ニトロベンゼン
やや溶けやすい	アセトニトリル, 無水酢酸, エタノール(99.5)
溶けにくい	ジエチルエーテル
ほとんど溶けない	水
溶ける	希塩酸

・融点：134～138℃(分解) [1]
・pKa：8.4(エタノール(95)・水混液中で測定) [1]
・旋光度：$[\alpha]_D^{20}$；+19.0～+23.0°(乾燥後 0.1 g, クロロホルム, 10 mL, 100 mm) [1]

2. 代謝，排泄

・排泄部位：尿中 [1]
・排泄率：51%(24 h 尿中) [1]

3. 毒性

・単回投与毒性試験(LD_{50})：単位(mg/kg) [1]

989(マウス♂；経口)	945(マウス♀；経口)
715(マウス♂；腹腔内)	664(マウス♀；腹腔内)
1 155(マウス♂；皮下)	1 025(マウス♀；皮下)

1 880(ラット♂;経口)　　1 193(ラット♀;経口)
1 963(ラット♂;腹腔内)　1 571(ラット♀;腹腔内)
＞4 000(ラット♂♀;皮下)　＞1 000(イヌ♂♀;経口)
・その他の特殊毒性*1
　抗原性：認められない
　変異原性：認められない

4. **商品名***2 (製造会社)
　　サアミオン(田辺製薬株式会社)
　　ウインクル N(大原薬品工業株式会社)
　　サルモシン(ニプロファーマ株式会社)
　　サワチオン S(沢井製薬株式会社)
　　セルゴチン S(東和薬品株式会社)
　　セルファミン N(辰巳化学株式会社)
　　セレイド S(東洋ファルマー株式会社)
　　ソクワール N(日新製薬株式会社)
　　バソゴリン S(共和薬品工業株式会社)
　　ビエルゾン S(株式会社陽進堂)
　　ヒルブリン N(日本医薬品工業株式会社)
　　マリレオン N(大正薬品工業株式会社)
　　レストマート N(大洋薬品工業株式会社)

出典　*1 医薬品インタビューフォーム：サアミオン錠, 散, 田辺製薬①②, 2004.2
　　　*2 水島裕編集：今日の治療薬－解説と便覧－2004, 南江堂, 2004.3.1

nicorandil：ニコランジル

化学名：*N*-(2-hydroxyethyl)nicotinamide nitrate(ester) [*1]
効　能：狭心症治療薬 [*2]

1. 物理化学的特徴
    - 分子式：$C_8H_9N_3O_4$ [*1]
    - 分子量：211.18 [*1]
    - CAS-RN：65141-46-0 [*1]
    - 構造式 [*1]

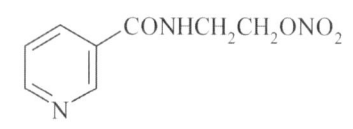

    CONHCH$_2$CH$_2$ONO$_2$ (pyridine-3-yl)

    - 溶解性 [*1]

溶けやすい	酢酸(100)	2 *
溶けやすい	メタノール	3 *
溶けやすい	アセトン	5 *
溶けやすい	エタノール(95)	5 *
溶けやすい	希エタノール	6 *
やや溶けやすい	クロロホルム	14 *
やや溶けにくい	水	72 *
溶けにくい	ジエチルエーテル	460 *
やや溶けやすい	無水酢酸	－ *

    *本品1gを溶解するのに要する溶媒量(mL)

    - 融点：88.5～93.5℃(一部分解) [*1]
    - pKa：3.24±0.01 [*1]
    - 紫外吸収スペクトル(λ_{max})：262 nm(pH 1)　262 nm(pH 4)
        262 nm(pH 7)　262 nm(pH 9)　262 nm(pH 10.8)
        262 nm(水)　257, 262 nm(メタノール)　258 nm(クロロホルム)
        257, 262 nm(エタノール(95)　255 nm(酢酸エチル) [*1]

2. 代謝, 排泄
    - 排泄部位：尿中 [*1]
    - 排泄率：0.2～0.4 %(24 h尿中未変化体) [*1]

3. 毒　性
   - 単回投与毒性試験(LD_{50})：単位(mg/kg) [*1]
     - ＞560(マウス；静脈内)　　　　1 150(マウス♂；経口)
     - 1 100(マウス♀；経口)　　　　 1 350(マウス；皮下)
     - 990(マウス♂；腹腔内)　　　　1 025(マウス♀；腹腔内)
     - 527(ラット♂；静脈内)　　　　502(ラット♀；静脈内)
     - 1 220(ラット♂；経口)　　　　 1 320(ラット♀；経口)
     - 1 300(ラット♂；皮下)　　　　 1 200(ラット♀；皮下)
     - 1 100(ラット♂；腹腔内)　　　 1 200(ラット♀；腹腔内)
   - 反復投与毒性試験(無影響量)：単位(mg/kg/日) [*1]
     - 2.5(ラット：1箇月；静脈内)
     - 1.7(ラット：6箇月；腹腔内)
     - 0.8(ビーグル犬：6箇月；静脈内)
   - 生殖発生毒性試験(無影響量)：単位(mg/kg/日) [*1]
     - 5(妊娠前, 妊娠初期投与試験：ラット；静脈内)
     - 10(器官形成期投与試験：ラット；静脈内)
     - 5(器官形成期投与試験：ウサギ；静脈内)
     - 10(周産, 授乳期投与試験：ラット；静脈内)
   - その他の特殊毒性 [*1]
     - 変異原性：認められない
     - 抗原性：認められない
     - 局所刺激性：所見はみられない

4. **商品名** [*2] **(製造会社)**
   - シグマート(中外製薬株式会社)
   - シグランコート(長生堂製薬株式会社)
   - シルビノール(日新製薬株式会社)
   - ニコランジス(小林薬学工業株式会社)
   - ニコランタ(メディサ新薬株式会社)
   - ニコランマート(東和薬品株式会社)

出典　[*1] 医薬品インタビューフォーム：シグマート注2 mg, 12 mg, 48 mg, 中外製薬[①②], 2002.10改訂
　　　[*2] 水島裕編集：今日の治療薬－解説と便覧－2004, 南江堂, 2004.3.1

nifedipine：ニフェジピン

化学名：dimethyl 1, 4-dihydro-2, 6-dimethyl-4-(2-nitrophenyl)-3, 5-pyridinecarboxylate [1]

効　能：降圧薬　Ca拮抗薬(ジヒドロピリジン系) [6]

1. 物理化学的特徴
    - 分子式：$C_{17}H_{18}N_2O_6$ [1]
    - 分子量：346.33 [1]
    - CAS-RN：21829-25-4 [7]
    - 構造式 [1]
    - 溶解性 [1]

溶けやすい	アセトン, ジクロルメタン
やや溶けにくい	メタノール, 氷酢酸, エタノール(95)
溶けにくい	ジエチルエーテル
ほとんど溶けない	水

    - 融点：172～175℃ [1]

2. 代謝, 排泄
    - 代謝部位：肝臓 [2,4]
    - 排泄率：約0％(尿中) [3]

3. 毒　性
    - 単回投与毒性試験(LD_{50})：単位(mg/kg) [2,5]
        1 850(マウス；経口)　　　　220(マウス♂；腹腔内)
        225(マウス♀；腹腔内)　　2 400(ラット♂；経口)
        2 700(ラット♀；経口)　　　300(ラット♂；腹腔内)
        280(ラット♀；腹腔内)
    - 反復投与毒性試験(最大無作用量)：単位(mg/kg) [2,4]
        50(ラット♂：24週；経口)
    - 生殖発生毒性試験(最大無作用量)：単位(mg/kg) [2,4]
        ＜25(器官形成期投与試験：ラット；経口)
        ＜50(器官形成期投与試験：マウス；経口)

nifedipine

4. 商品名 *6 (製造会社)
    アダラート(バイエル薬品株式会社)
    ヘルラート(京都薬品工業株式会社)
    ヘルラートミニ(京都薬品工業株式会社)
    セパミット(日本オルガノン株式会社)
    アタナール(東洋カプセル株式会社)
    アンペクト(日本新薬株式会社)
    エマベリン(高田製薬株式会社)
    カサンミル(全星薬品工業株式会社)
    コロジレート(メルク・ホエイ株式会社)
    トーワラート(東和薬品株式会社)
    ニレーナ(株式会社三和化学研究所)
    マリボロン(辰巳化学株式会社)
    レマール(杏林製薬株式会社)
    ロニアン(日本化薬株式会社)
    アダラートL(バイエル薬品株式会社)
    セパミットR(日本オルガノン株式会社)
    アダラートCR(バイエル薬品株式会社)
    アロトップL(メディサ新薬株式会社)
    エマベリンL(高田製薬株式会社)
    カサンミルS(全星薬品工業株式会社)
    キサラートL(日本ヘキサル株式会社)
    ケパクルL(株式会社イセイ)
    コリネールL(日本医薬品工業株式会社)
    トーワラートL(東和薬品株式会社)
    ニフェスロー(共和薬品工業株式会社:輸入元)
    ニフェラートL(大正薬品工業株式会社)
    ニレーナL(株式会社三和化学研究所)
    ヘルラートL(京都薬品工業株式会社)
    ラミタレートL(大洋薬品工業株式会社)

出典 *1 医療用医薬品添付文書:アダラートL錠10 mg, L錠20 mg, バイエル薬品[1,2], 2005.5改訂
    *2 医薬品インタビューフォーム:コリネールL錠10 mg, L錠, 日本医薬品工業[1,2], 2002.7
    *3 医療薬学研究会:2004年版薬剤師のための常用医薬品情報集, 廣川書店, 2004.2.15
    *4 日本薬局方 医薬品情報 2001, (株)じほう, 2001.3
    *5 医療薬 日本医薬品集, (株)薬業時報社, 1997.10
    *6 水島裕編集:今日の治療薬-解説と便覧-2004, 南江堂, 2004.3.1
    *7 http://www.chemexper.com/

nilvadipine：ニルバジピン

化学名：5-Isopropyl 3-methyl 2-cyano-1, 4-dihydro-6-methyl-4-(*m*-nitrophenyl)-3, 5-pyridinedicarboxylate [1]
効　能：降圧薬　Ca拮抗薬(ジヒドロピリジン系) [4]

1. 物理化学的特徴
    - 分子式：$C_{19}H_{19}N_3O_6$ [1]
    - 分子量：385.37 [1]
    - CAS-RN：75530-68-6 [5]
    - 構造式 [1]

    - 溶解性 [1]
        溶けやすい　　　　　　アセトニトリル, アセトン
        やや溶けやすい　　　　メタノール
        やや溶けにくい　　　　エタノール(95.5)
        ほとんど溶けない　　　水
    - 融点：167〜171℃ [1]
    - 分配係数(1-オクタノール/水系)：14 000 [1]
    - 旋光性：示さない [2,3]

2. 代謝, 排泄
    - 排泄率：約0％(32 h尿中未変化体)　65.3％(32 h尿中代謝体) [1]

3. 毒　性
    - 単回投与毒性試験(LD_{50})：単位(mg/kg) [2,3]
        9.15(マウス；静注)　　　　　　1 310(マウス♂；経口)
        約1 300(マウス♀；経口)　　　＞320(マウス；皮下)
        11.2(ラット♂；静注)　　　　　9.65(ラット♀；静注)

　　　　＞1 800(ラット♂；経口)　　　1 560(ラット♀；経口)
　　　　＞1 000(ラット；皮下)
　・生殖発生毒性試験(最大無作用量)：単位(mg/kg) *2, 3
　　　　＜96(妊娠前, 妊娠初期投与試験：ラット；経口)
　　　　＜96(器官形成期投与試験：ラット；経口)
　　　　＜9.6(周産, 授乳期投与試験：ラット；経口)

4. 商品名 *4 (製造会社)
　　ニバジール(静岡フジサワ株式会社)
　　トーワジール(東和薬品株式会社)
　　ニバディップ(日本医薬品工業株式会社)
　　ニルジラート(メディサ新薬株式会社)

出典 *1 医療用医薬品添付文書：ニバジール錠2 mg, 4 mg, 藤沢薬品工業[2], 静岡フジサワ[1], 2004.11改訂
　　*2 医薬品インタビューフォーム：ニバディップ錠4,日本医薬品工業[1][2], 2002.7
　　*3 医療薬 日本医薬品集, (株)薬業時報社, 1997.10
　　*4 水島裕編集：今日の治療薬－解説と便覧－2004, 南江堂, 2004.3.1
　　*5 http://www.chemexper.com/

nitroglycerin：ニトログリセリン

化学名：1, 2, 3-propanetriol trinitrate [1]
効　能：狭心症治療薬　硝酸薬
　　　　降圧薬　硝酸薬 [2]

1. 物理化学的特徴
   ・分子式：$C_3H_5N_3O_9$ [1]
   ・分子量：227.09 [1]
   ・CAS-RN：55-63-0 [1]
   ・構造式 [1]

   $$\begin{array}{l} CH_2-ONO_2 \\ | \\ CH-ONO_2 \\ | \\ CH_2-ONO_2 \end{array}$$

   ・溶解性 [1]
   　　本品1gは800 mLの水に溶ける
   　　　　　　　4gのエタノールに溶ける
   　　　　　　　18gのメタノールに溶ける
   　　　　　　　120gの二硫化炭素に溶ける
   ・融点：2.8℃(不安定結晶形)　13.5℃(安定結晶形) [1]
   ・比重：d_4^{25}；1.5918 [1]
   ・屈折率：n_D^{15}；1.474 [1]

2. 代謝，排泄
   ・有用な情報なし

3. 毒　性
   ・単回投与毒性試験(最大無作用量) [1]
   　　＞300 mg(ウサギ：24 h；120 cm^2)　　＞300 mg(ウサギ：48 h；120 cm^2)
   ・反復投与毒性試験(最大無作用量) [1]
   　　50 mg(ウサギ：35日；20 cm^2)
   ・その他の特殊毒性 [1]
   　　抗原性：認められない
   　　局所刺激性：認められた

4. 商品名 [*2] (製造会社)
　　　ニトログリセリン(日本化薬株式会社)
　　　ニトロペン(日本化薬株式会社)
　　　バソレーター RB(株式会社三和化学研究所)
　　　バソレーター(株式会社三和化学研究所)
　　　ミリスロール(日本化薬株式会社)
　　　ニトログリセリン-ACC(三菱ウェルファーマ株式会社)
　　　冠動注用ミリスロール(日本化薬株式会社)
　　　ミリステープ(日本化薬株式会社)
　　　ヘルツァー S(ニチバン株式会社)
　　　ニトロダーム TTS(日本チバガイギー株式会社)
　　　メディトランス(積水化学工業株式会社)
　　　ジドレン(東和薬品株式会社)
　　　ミオコール(トーアエイヨー株式会社)

出典　[*1] 医薬品インタビューフォーム：ニトロダーム TTS,日本チバガイギー[①],ノバルティスファーマ[②],2000.9改訂
　　　[*2] 水島裕編集：今日の治療薬－解説と便覧－ 2004,南江堂,2004.3.1

nizatidine：ニザチジン

化学名：*N*-[2-[[[2-[(dimethylamino)methyl]-4-thiazolyl]methyl]thio]ethyl]-*N*'-methyl-2-nitro-1, 1-ethenediamine [1]

効　能：消化性潰瘍治療薬　ヒスタミン H_2 受容体拮抗薬 [2]

1. 物理化学的特徴

- 分子式：$C_{12}H_{21}N_5O_2S_2$ [1]
- 分子量：331.46 [1]
- CAS-RN：76963-41-2 [1]
- 構造式 [1]

$(CH_3)_2NCH_2$ ―[チアゾール環]― $CH_2S(CH_2)_2NHC=CHNO_2$
　　　　　　　　　　　　　　　　　　　　　　　$NHCH_3$

- 溶解性 [1]

溶けやすい	氷酢酸	4*
溶けやすい	ジメチルホルムアミド	8〜9*
やや溶けやすい	ジクロルメタン	14〜15*
やや溶けにくい	メタノール	29〜30*
やや溶けにくい	水	55〜56*
溶けにくい	無水エタノール	112〜116*
溶けにくい	無水酢酸	127〜136*
溶けにくい	アセトン	239〜249*
ほとんど溶けない	エーテル	10 000以上*
ほとんど溶けない	ヘキサン	10 000以上*

＊本品1gを溶解するのに要する溶媒量(mL)

- 融点：130〜135℃ [1]
- pKa：2.1(ジアミノニトロエテン基)　6.7(ジメチルアミノ基) [1]
- 分配係数(*n*-オクタノール) [1]

　　　0.00(pH 3.0)　　0.01(pH 5.0)　　0.20(pH 7.0)
　　　0.39(pH 9.0)　　0.39(pH 11.0)

- 旋光性：示さない [1]
- pH：9〜10(1％水溶液) [1]
- 吸光度：$E_{1\,cm}^{1\%}$ (314 nm)；305〜325(2 mg, 水, 200 mL) [1]

2. 代謝,排泄
 ・代謝部位:肝臓 [1]
 ・排泄部位:腎臓 [1]
 ・排泄率:64.9％(24 h尿中未変化体,健常人 300 mg 単回経口投与) [1]

3. 毒性
 ・単回投与毒性試験(LD_{50}):単位(mg/kg) [1]
   1 689(マウス♂;経口)   1 630(マウス♀;経口)
   1 174(マウス♂;皮下)   1 082(マウス♀;皮下)
   236(マウス♂;静脈内)   232(マウス♀;静脈内)
   2 240(ラット♂;経口)   1 653(ラット♀;経口)
   ＞2 000(ラット;皮下)   301(ラット;静脈内)
 ・反復投与毒性試験(最大無影響量):単位(mg/kg/日) [1]
   50(ラット:13週;経口)   200(ビーグル犬:13週;経口)
   約24(ラット:12箇月;経口) 140(ビーグル犬:12箇月;経口)
 ・生殖発生毒性試験(無影響量):単位(mg/kg/日) [1]
   約28(交配前〜授乳期投与試験:ラット;経口)
   50(器官形成期投与試験:ラット;経口)
   275(器官形成期投与試験:ウサギ;経口)
   50(周産,授乳期投与試験:ラット;経口)
 ・その他の特殊毒性 [1]
   変異原性:なし
   抗原性:認められない
   癌原性:認められない

4. 商品名 [2] (製造会社)
   アシノン(ゼリア新薬工業株式会社)
   アテミノン(大洋薬品工業株式会社)
   チザノン(大正薬品工業株式会社)
   ドルセン(辰巳化学株式会社)
   ニザチロン(シオノケミカル株式会社)
   ニザチン(沢井製薬株式会社)
   ニザテノン(長生堂製薬株式会社)
   ニザトリック(株式会社陽進堂)
   ニザノン(東和薬品株式会社)
   ニザメルク(メルク・ホエイ株式会社)

出典 [1] 医薬品インタビューフォーム:アシノンカプセル75,150,ゼリア新薬工業①②,2001.7改訂
   [2] 水島裕編集:今日の治療薬-解説と便覧-2004,南江堂,2004.3.1

olanzapine:オランザピン

化学名:2-methyl-4-(4-methylpiperazin-1-yl)-10*H*-thieno[2, 3-*b*][1, 5]
benzodiazepine [2]
効　能:抗精神病薬　MARTA [4]

1. 物理化学的特徴
    - 分子式:$C_{17}H_{20}N_4S$ [5]
    - 分子量:312.44 [1]
    - CAS-RN:132539-06-1 [5]
    - 構造式 [1]

    - 溶解性 [3]
        溶けにくい　　　　　エタノール(99.5)
        きわめて溶けにくい　メタノール
        ほとんど溶けない　　水
    - 融点:約195℃(分解) [1]
    - pKa:7.95　5.27 [1]
    - 分配係数(*n*-オクタノール):1.8(pH 5) [1]

2. 代謝, 排泄
    - 排泄率:約57%(21日尿中) [1]

3. 毒　性
    - 単回投与毒性試験(LD_{50}):単位(mg/kg) [2]
        211(マウス♂;経口)　208(マウス♀;経口)
        174(ラット♂;経口)　177(ラット♀;経口)
        ＞100(イヌ)　　　　＞100(サル)

・反復投与毒性試験(無毒性量)：単位(mg/kg/日) [*2]
　　＜3(マウス：3箇月；経口)　　　＜2.5(ラット：3箇月；経口)
　　＜1(ラット：1年；経口)　　　　＜4(イヌ：6箇月；経口)
　　2(イヌ：1年；経口)
・その他の特殊毒性 [*2]
　　変異原性：陰性
　　抗原性：有する可能性は低い
　　依存性：身体依存は形成しない

4. 商品名 [*4] (製造会社)
　　ジプレキサ(日本イーライリリー株式会社)

出典 [*1] 医療薬学研究会：2004年版薬剤師のための常用医薬品情報集, 廣川書店, 2004.2.15
　　 [*2] 新医薬品審査報告書 衛研発第3065号, 国立医薬品食品衛生研究所, 2000.11
　　 [*3] 医療薬 日本医薬品集2005年版, (株)じほう, 2004.10
　　 [*4] 水島裕編集：今日の治療薬－解説と便覧－2004, 南江堂, 2004.3.1
　　 [*5] http://chemfinder.cambridgesoft.com/

olopatadine hydrochloride：塩酸オロパタジン

化学名：(*Z*)-11-(3-dimethylaminopropylidene)-6, 11-dihydrodibenz[*b, e*]oxepin-2-acetic acid monohydrochloride *1

効　能：抗アレルギー薬　ヒスタミンH_1拮抗薬 *2

1. 物理化学的特徴

- 分子式：$C_{21}H_{23}NO_3 \cdot HCl$ *1
- 分子量：373.87 *1
- CAS-RN：140462-76-6 *1
- 構造式 *1

- 溶解性 *1

きわめて溶けやすい	ギ酸	＜1*
やや溶けにくい	水	65〜70*
やや溶けにくい	エタノール(95)	85〜90*
溶けにくい	酢酸(100)	140*
きわめて溶けにくい	アセトニトリル	2 000〜2 010*
ほとんど溶けない	無水酢酸	10 000以上 *
ほとんど溶けない	ジエチルエーテル	10 000以上 *

＊本品1gを溶解するのに要する溶媒量(mL)

- 融点：約250℃(分解) *1
- pKa：4.18(カルボキシル基)　9.79(3級アミノ基) *1
- 分配係数(log)(1-オクタノール)：−0.9(pH 2)　0.2(pH 4)　0.3(pH 6)　0.3(pH 7.4)　0.3(pH 8)　0.2(pH 10)　0.3(pH 12) *1
- 旋光性：示さない *1
- pH：3.34(0.1 %)　2.96(0.5 %)　2.79(1 %)　2.68(1.5 %) *1

2. 代謝, 排泄
   ・代謝部位：肝臓 [*1]
   ・排泄部位：尿中および糞中 [*1]
   ・排泄率：58.7〜73.4％(48 h 尿中未変化体) [*1]

3. 毒 性
   ・単回投与毒性試験(LD_{50})：単位(mg/kg) [*1]
   　　1 150(マウス♂；経口)　　　1 830(マウス♀；経口)
   　　3 000〜5 000(ラット♂；経口)　3 870(ラット♀；経口)
   　　127.5(ラット♂；静注)　　　144.1(ラット♀；静注)
   　　致死量
   　　＞5 000(イヌ♂；経口)　　　300(イヌ♂；静注)
   ・反復投与毒性試験(無毒性量)：単位(mg/kg) [*1]
   　　20(ラット：4 週；経口)　　　10(イヌ：4 週；経口)
   　　6(ラット：13 週；経口)　　　10(イヌ：13 週；経口)
   　　10(ラット：52 週；経口)　　　5(イヌ：52 週；経口)
   ・生殖発生毒性試験(無毒性量)：単位(mg/kg) [*1]
   　　6(妊娠前, 妊娠初期投与試験：ラット；経口)
   　　60(器官形成期投与試験：ラット；経口)
   　　100(器官形成期投与試験：ウサギ；経口)
   　　2(周産, 授乳期投与試験：ラット；経口)
   ・その他の特殊毒性 [*1]
   　　変異原性：認められない
   　　抗原性：認められない
   　　癌原性：認められない

4. 商品名 [*2] (製造会社)
   　アレロック(協和発酵工業株式会社)

出典 [*1] 医薬品インタビューフォーム：アレロック錠2.5, 5, 協和発酵工業[①②], 杏林製薬[④], 2005.6 改訂
　　 [*2] 水島裕編集：今日の治療薬－解説と便覧－2004, 南江堂, 2004.3.1

oseltamivir phosphate：リン酸オセルタミビル

化学名：(−)-ethyl(3R, 4R, 5S)-4-acetamido-5-amino-3-(1-ethylpropoxy)cyclohex-1-ene-1-carboxylate monophosphate [1]
効　能：抗インフルエンザウイルス薬 [2]

1. 物理化学的特徴

・分子式：$C_{16}H_{28}N_2O_4 \cdot H_3PO_4$ [1]
・分子量：410.40 [1]
・CAS-RN：204255-11-8 [1]
・構造式 [1]

・溶解性 [1]

溶けやすい	水	1.92 *
溶けやすい	メタノール	4.64 *
やや溶けやすい	エタノール(95)	28.1 *
溶けにくい	N, N-ジメチルアセトアミド	101 *
ほとんど溶けない	アセトニトリル	248 000 *

*本品1gを溶解するのに要する溶媒量(mL)

・融点：192〜195℃(分解) [1]
・pKa：7.75 [1]
・分配係数(log)：−0.42(pH 1)　−0.27(pH 7)　1.18(pH 9) [1]
・旋光度：$[\alpha]_D^{25}$；−31.7° [1]

2. 代謝, 排泄

・排泄部位：尿中および糞中 [1]
・排泄率：74%(7日尿中)　17%(7日糞中) [1]

3. 毒 性
 ・単回投与毒性試験(致死量)：単位(mg/kg)[*1]
  ≧2 000(ラット；経口)　　　　250(マウス；静脈内)
  ≧2 000(マウス；経口)　　　　2 000(マーモセット：7日；経口)
  ≧2 000(幼若ラット；経口)
 ・反復投与毒性試験(無毒性量)：単位(mg/kg/日)[*1]
  1 000(マーモセット：7日；経口)　500(ラット：2週間；経口)
  500(幼若ラット：2週間；経口)　　250(ラット：4週間；経口)
  1 000(マウス：4週間；経口)　　　1 000(マーモセット：4週間；経口)
  500(幼若ラット：4週間；経口)　　100(ラット：6箇月；経口)
  200(マーモセット：9箇月；経口)
 ・生殖発生毒性試験(無毒性量)：単位(mg/kg/日)[*1]
  1 500(受胎能, 初期胚発生試験：ラット)
  250(胚・胎児発生試験：ラット)
  50(胚・胎児発生試験：ウサギ)
  500(出生前および出生後の発生試験：ラット)
 ・その他の特殊毒性[*1]
  抗原性：認められない
  局所刺激性：なし
  遺伝毒性：認められない

4. 商品名[*2] (製造会社)
 タミフル(中外製薬株式会社)

出典 [*1] 医薬品インタビューフォーム：タミフルカプセル75, ドライシロップ3％, 中外製薬①③②, 塩野義製薬④, 2004.6改訂
　　 [*2] 水島裕編集：今日の治療薬－解説と便覧－2004, 南江堂, 2004.3.1

paroxetine hydrochloride hydrate：塩酸パロキセチン水和物

化学名：(−)-(3S, 4R)-4-(4-fluorophenyl)-3-[(3, 4-methylenedioxy)phenoxymethyl] piperidine monohydrochloride hemihydrate [1]

効　能：抗うつ薬　選択的セロトニン再取込み阻害薬(SSRI) [2]

1. 物理化学的特徴

・分子式：$C_{19}H_{20}FNO_3 \cdot HCl \cdot 1/2H_2O$ [1]
・分子量：374.84 [1]
・CAS-RN：61869-08-7 [1]
・構造式 [1]

・溶解性 [1]

溶けやすい	N, N-ジメチルホルムアミド	2*
溶けやすい	メタノール	3*
溶けやすい	酢酸(100)	2*
やや溶けやすい	エタノール(95)	29*
やや溶けやすい	エタノール(99.5)	20*
やや溶けやすい	クロロホルム	20*
溶けにくい	水	500*
溶けにくい	アセトニトリル	200*
溶けにくい	無水酢酸	100*
溶けにくい	アセトン	500*
溶けにくい	2-プロパノール	200*
溶けにくい	テトラヒドロフラン	500*
溶けにくい	1, 4-ジオキサン	200*
きわめて溶けにくい	0.1 mol/L塩酸試液	2 000*
ほとんど溶けない	希水酸化ナトリウム試液	>12 500*
ほとんど溶けない	ジエチルエーテル	>12 500*
ほとんど溶けない	シクロヘキサン	>12 500*

＊本品1 gを溶解するのに要する溶媒量(mL)

- 融点：約 140 ℃ [1]
- pKa：約 9.9(50 % ジメチルスルホキシド溶液中) [1]
- 分配係数(1-オクタノール／水)：3.38 [1]
- 比旋光度：$[\alpha]_D^{20}$；$-87.0 \sim -87.8°$
  (脱水物換算 0.1 g, エタノール(99.5), 20 mL, 100 mm) [1]
- pH：5.6〜5.8(水溶液 1→500) [1]

2. 代謝，排泄
- 代謝部位：肝臓 [1]
- 排泄部位：尿中および糞中 [1]
- 排泄率：0.24 %(72 h 尿中未変化体)
  35.6 %(72 h 主要代謝物を含む尿中総排泄率)
  1.96 %(96 h 尿中未変化体)
  72.8 %(96 h 主要代謝物を含む尿中総排泄率) [1]

3. 毒 性
- 単回投与毒性試験(LD_{50})：単位(mg/kg) [1]
  385(マウス♂)　　　　303(マウス♀)
  374(ラット)
- 反復投与毒性試験(無毒性量)：単位(mg/kg/日) [1]
  5(ラット：26 週；経口)　　　5(ラット：52 週；経口)
  3.5(アカゲザル：52 週；経口)
- 生殖発生毒性試験(無毒性量)：単位(mg/kg/日) [1]
  1(交配前，妊娠，授乳期投与試験：ラット；経口)
  <12.8(器官形成期投与試験：ラット；経口)
  <5.1(器官形成期投与試験：ウサギ；経口)
  1(器官形成，周産，授乳期投与試験：ラット；経口)
- その他の特殊毒性 [1]
  変異原性：影響を及ぼさない
  抗原性：陰性
  癌原性：認められない
  依存性：陰性

4. 商品名 [2](製造会社)
パキシル(グラクソ・スミスクライン株式会社)

出典 [1] 医薬品インタビューフォーム：パキシル錠 10 mg, 20 mg, グラクソ・スミスクライン[1][2], 吉富薬品[4], 2002.8 改訂

　[2] 水島裕編集：今日の治療薬－解説と便覧－2004, 南江堂, 2004.3.1

pilsicainide hydrochloride：塩酸ピルジカイニド

化学名：*N*-(2, 6-dimethylphenyl)-8-pyrrolizidinylacetamide hydrochloride hemihydrate [1]

効　能：抗不整脈薬　Naチャンネル遮断薬(クラスIc群) [4]

1. 物理化学的特徴

- 分子式：$C_{17}H_{24}N_2O \cdot HCl \cdot 1/2H_2O$ [1]
- 分子量：317.86 [1]
- CAS-RN：88069-49-2 [5]
- 構造式 [1]

<chemical structure: 2,6-dimethylphenyl-HNCOCH₂-pyrrolizidinyl · HCl · 1/2H₂O>

- 溶解性 [2]

きわめて溶けやすい	氷酢酸
溶けやすい	水
溶けやすい	メタノール
溶けやすい	エタノール
ほとんど溶けない	エーテル

- 融点：210.5〜213.5℃ [2]
- pKa：10.1〜10.3 [3]

2. 代謝, 排泄

- 排泄率：75〜86％(24 h尿中未変化体) [2]

3. 毒　性

- 単回投与毒性試験(LD_{50})：単位(mg/kg) [2]

255(ラット♂；経口)	305(ラット♀；経口)
175(マウス♂；経口)	239(マウス♀；経口)

- 生殖発生毒性試験 [2]
    認められない

・その他の特殊毒性 *2
　　変異原性：認められない
　　抗原性：認められない
　　癌原性：認められない

4. **商品名** *4 (製造会社)
　　サンリズム(第一サントリーファーマ株式会社)
　　サンリス(大洋薬品工業株式会社)

出典 *1 医薬品要覧第5版, (株)薬業時報社, 1992.4
　　*2 医療薬 日本医薬品集, (株)薬業時報社, 1997.10
　　*3 医療薬学研究会：2004年版薬剤師のための常用医薬品情報集, 廣川書店, 2004.2.15
　　*4 水島裕編集：今日の治療薬－解説と便覧－2004, 南江堂, 2004.3.1
　　*5 http://nikkajiweb.jst.go.jp/nikkaji_web/pages/top.

polyethylene glycol treated human normal immunoglobulin：
ポリエチレングリコール処理人免疫グロブリン

化学名：該当しない [1]
効　能：血液製剤　ヒト免疫グロブリン [2]

1. 物理化学的特徴
    - 分子量：156 000 ～ 161 000 (IgG) [1]
    - CAS-RN：なし [1]
    - 構造式 [1]

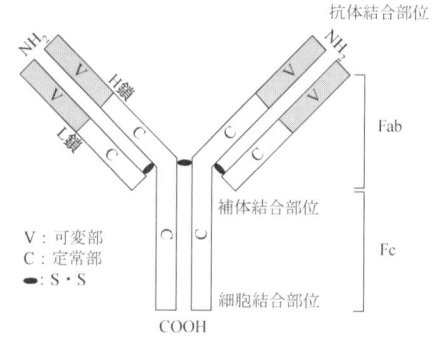

    （構造図：抗体結合部位、H鎖、L鎖、V：可変部、C：定常部、●-：S・S、Fab、補体結合部位、Fc、細胞結合部位、COOH）

    - 溶解性：該当しない [1]
    - 融点：該当しない [1]
    - pKa：該当しない [1]
    - 吸光係数：$E_{1\,cm}^{1\%}$ (280 nm)；13.8 [1]
    - 等電点(pI)：5.8 ～ 7.2 [1]

2. 代謝，排泄
    - 有用な情報なし

3. 毒　性
    - 単回投与毒性試験(致死量)：単位(mg/kg) [1]
        >2 500(マウス；静脈内)　　　>2 500(ラット；静脈内)
    - 生殖発生毒性試験(最大無作用量)：単位(mg/kg) [1]
        <250(器官形成期投与試験：ラット)
        <200(器官形成期投与試験：ウサギ)

・その他の特殊毒性 *1
　　抗原性：認められない

4. 商品名 *2 (製造会社)
　　献血ヴェノグロブリン-IH(株式会社ベネシス)
　　ヴェノグロブリン-IH(株式会社ベネシス)
　　献血グロベニン-I(日本製薬株式会社)

出典 *1 医薬品インタビューフォーム：ヴェノグロブリン-IH, 三菱ウェルファーマ[②], ベネシス[①], 2004.5改訂
　　 *2 水島裕編集：今日の治療薬－解説と便覧－ 2004, 南江堂, 2004.3.1

pranlukast hydrate：プランルカスト水和物

化学名：4-oxo-8-[4-(4-phenylbutoxy)benzoylamino]-2-(tetrazol-5-yl)-4H-1-benzopyran hemihydrate [1]

効　能：抗アレルギー薬　ロイコトリエン拮抗薬 [3]

1. 物理化学的特徴
    - 分子式：$C_{27}H_{23}N_5O_4 \cdot 1/2H_2O$ [1]
    - 分子量：490.52 [1]
    - CAS-RN：103177-37-3 [4]
    - 構造式 [1]

    ・溶解性 [1]
やや溶けやすい	N,N-ジメチルホルムアミド, ジメチルスルホキシド
きわめて溶けにくい	エタノール(99.5)
ほとんど溶けない	水, アセトニトリル, ジクロロメタン, ジエチルエーテル

2. 代謝, 排泄
    - 排泄率：0.24％(72 h 尿中)　98.9％(72 h 糞中) [1]

3. 毒　性
    - 単回投与毒性試験(MLD)：単位(mg/kg/日) [2]
        - ＞2 000(マウス；経口)　　＞2 000(マウス；皮下)
        - ＞30(マウス；静脈内)　　＞2 000(ラット；経口)
        - ＞2 000(ラット；皮下)　　＞30(ラット；静脈内)
        - ＞3 000(イヌ♂；経口)
    - 反復投与毒性試験(無影響量)：単位(mg/kg/日) [2]
        - ＞1000(ラット：3箇月；経口)　　300(イヌ♂：3箇月；経口)
        - 100(イヌ♀：3箇月；経口)　　＞1 000(ラット：12箇月；経口)
        - 100(イヌ：12箇月；経口)

4. 商品名 *³ (製造会社)
　　オノン (小野薬品工業株式会社)

出典 *1 医療用医薬品添付文書：オノンカプセル, 小野薬品工業①②, 2004.6改訂
　　 *2 新医薬品承認申請書添付資料：オノンカプセルに関する資料, 小野薬品工業, 申請日不明, 承認2000.1
　　 *3 水島裕編集：今日の治療薬－解説と便覧－2004, 南江堂, 2004.3.1
　　 *4 http://www.chemexper.com/

ranitidine hydrochloride：塩酸ラニチジン

化学名：N-{2-[({5-[(dimethylamino)methyl]furan-2-yl}methyl)sulfanyl]ethyl}-N'-methyl-2-nitroethene-1, 1-diamine monohydrochloride [1]
効　能：消化性潰瘍治療薬　ヒスタミンH_2受容体拮抗薬 [4]

1. 物理化学的特徴

・分子式：$C_{13}H_{22}N_4O_3S \cdot HCl$ [1]
・分子量：350.86 [1]
・CAS-RN：66357-35-5 [2]
・構造式 [1]

及びC^*位幾何異性体

・溶解性(日局による表現) [2]

きわめて溶けやすい	水	0.7 *
溶けやすい	メタノール	3.5 *
溶けにくい	エタノール(99.5)	200 *
きわめて溶けにくい	2-プロパノール	3 000 *
ほとんど溶けない	酢酸エチル	>10 000 *

*本品1gを溶解するのに要する溶媒量(mL)

・融点：約140℃(分解) [1]
・pKa：8.38 [2]
・分配係数(1-オクタノール)：0.03(pH 7.0) [2]
・pH：4.5〜6.0 [2]
・吸光度：$E_{1\,cm}^{1\%}$(314 nm)；440.3 ± 5 [2]

2. 代謝, 排泄

・排泄率：
48.91％(24 h尿中未変化体)(健康成人に150 mgを1回経口投与した場合) [2]
89.16％(24 h尿中未変化体)(健康成人に100 mgを1時間点滴静注した場合) [3]
約85％(24 h尿中未変化体)(健康成人に50 mgを1回静脈内投与した場合) [3]

3. 毒 性

・単回投与毒性試験(LD_{50})：単位(mg/kg) [2]

1 750(マウス♂；経口)	1 440(マウス♀；経口)
630(マウス♂；皮下)	655(マウス♀；皮下)
400(マウス♂；筋肉内)	約370(マウス♀；筋肉内)
310(マウス♂；腹腔内)	約300(マウス♀；腹腔内)

ranitidine hydrochloride

  83(マウス♂；静脈内)   約90(マウス♀；静脈内)
  5 290(ラット♂；経口)   4 190(ラット♀；経口)
  2 000(ラット♂；皮下)   約1 700(ラット♀；皮下)
  1 760(ラット♂；筋肉内)   1 530(ラット♀；筋肉内)
  498(ラット♂；腹腔内)   441(ラット♀；腹腔内)
  139(ラット♂；静脈内)   136(ラット♀；静脈内)
  2 500(ウサギ♂；経口)   2 540(ウサギ♀；経口)
  109(ウサギ；静脈内)

・反復投与毒性試験(最大無作用量)：単位(mg/kg/日)
  500(ラット♂：5週；経口)[2] 250(ラット♀：5週；経口)[2]
  40(ビーグル犬：5週；経口)[2] 100(ラット：26週；経口)[2]
  40(ビーグル犬：26週；経口)[2] 100(ラット：53週；経口)[2]
  5(イヌ：5週；静脈内,筋肉内)[3] 3.3(イヌ：26週；静脈内)[3]

・生殖発生毒性試験(影響を及ぼさなかった投与量)：単位(mg/kg/日)
  ≦800(妊娠前および妊娠初期投与試験：ラット；経口)[2]
  ≦40(妊娠前および妊娠初期投与試験：ラット；静脈内)[3]
  ≦800(器官形成期投与試験：ラット；経口)[2]
  ≦400(器官形成期投与試験：ウサギ；経口)[2]
  ≦40(器官形成期投与試験：ラット；静脈内)[3]
  ≦200(周産および授乳期投与試験：ラット；経口)[2]
  ≦40(周産および授乳期投与試験：ラット；静脈内)[3]

・その他の特殊毒性[2]
  変異原性：可能性は少ない
  抗原性：認められない
  癌原性：認められない

4. 商品名[4] (製造会社)

 ザンタック(グラクソ・スミスクライン株式会社)
 ブラウリベラ(株式会社陽進堂)
 ラデン(沢井製薬株式会社)
 ラニザック(東和薬品株式会社)
 ラニタック(日本医薬品工業株式会社)
 ラニメルク(株式会社模範薬品研究所)

出典 [1] 医療用医薬品添付文書：ザンタック錠75, 150, 300, グラクソ・スミスクライン[1][2], 2005.6改訂
 [2] 医薬品インタビューフォーム：ザンタック錠75, 150, 300, グラクソ・スミスクライン[1], 三共[2], 2003.8改訂
 [3] 医薬品インタビューフォーム：ザンタック注射液50 mg, 100 mg, グラクソ・スミスクライン[1][2], 2001.6
 [4] 水島裕編集：今日の治療薬－解説と便覧－2004, 南江堂, 2004.3.1

rebamipide：レバミピド

化学名：(±)-2-(4-chlorobenzoylamino)-3-[2(1H)-quinolinon-4-yl]propionic acid [1]
効　能：消化性潰瘍治療薬　防御因子増強薬 [2]

1. 物理化学的特徴
　　・分子式：$C_{19}H_{15}ClN_2O_4$ [1]
　　・分子量：370.79 [1]
　　・CAS-RN：111911-87-6 [1]
　　・構造式 [1]

　　・溶解性 [1]
　　　　やや溶けやすい　　　　N,N-ジメチルホルムアミド　142*
　　　　きわめて溶けにくい　　メタノール　　　　　　　　　1.0*
　　　　きわめて溶けにくい　　エタノール(95)　　　　　　　0.54*
　　　　ほとんど溶けない　　　水　　　　　　　　　　　　　0.006*
　　　　*溶解度(mg/mL)

　　・融点：288〜294℃(分解) [1]
　　・pKa：3.3 [1]
　　・分配係数(オクタノール) [1]
　　　　　　423(pH 2.0)　　38(pH 4.0)　　0.60(pH 7.0)
　　　　　　0.19(pH 10.0)　0.17(pH 12.0)
　　・旋光性：示さない [1]

2. 代謝, 排泄
　　・代謝部位：肝臓 [1]
　　・排泄率：約10%(尿中) [1]

3. 毒　性
- 単回投与毒性試験(LD$_{50}$)：単位(mg/kg)[*1]
    >5 000(マウス；経口)　　　1 353(マウス♂；筋肉内)
    1 574(マウス♀；筋肉内)　　2 637(マウス♂；皮下)
    2 000〜4 000(マウス♀；皮下)　500〜700(マウス♂；静脈内)
    572(マウス♀；静脈内)　　　>3 000(ウサギ♂；経口)
    >5 000(ラット；経口)　　　>2 000(ラット；筋肉内)
    2 000〜4 000(ラット♂；皮下)　>4 000(ラット♀；皮下)
    807(ラット♂；静脈内)　　　約700(ラット♀；静脈内)
    >2 000(イヌ；経口)
- 反復投与毒性試験(最大無影響量)：単位(mg/kg/日)[*1]
    1 000(ラット：52週；経口)　1 000(イヌ：52週；経口)
- 生殖発生毒性試験(最大無作用量)：単位(mg/kg/日)[*1]
    >1 000(妊娠前, 妊娠初期投与試験：ラット)
    >1 000(器官形成期投与試験：ラット)
    >300(器官形成期投与試験：ウサギ)
    >1 000(周産, 授乳期投与試験：ラット)
- その他の特殊毒性[*1]
    抗原性：認められない
    癌原性：認められない
    遺伝毒性：陰性

4. 商品名[*2](製造会社)
    ムコスタ(大塚製薬株式会社)

出典　[*1] 医薬品インタビューフォーム：ムコスタ錠100, 顆粒20％, 大塚製薬[①②], 2003.7改訂
　　　[*2] 水島裕編集：今日の治療薬－解説と便覧－2004, 南江堂, 2004.3.1

ribavirin:リバビリン

化学名:1-β-D-Ribofuranosyl-1H-1, 2, 4-triazole-3-carboxamide [1]
効　能:肝疾患治療薬　抗肝炎ウイルス薬 [4]

1. 物理化学的特徴
    ・分子式:$C_8H_{12}N_4O_5$ [1]
    ・分子量:244.20 [1]
    ・CAS-RN:36791-04-5 [5]
    ・構造式 [1]

    ・溶解性 [1]
        溶けやすい　　　　　N, N-ジメチルホルムアミド, 水, ギ酸
        溶けにくい　　　　　メタノール, エタノール(95), 酢酸(100)
        きわめて溶けにくい　アセトン
        ほとんど溶けない　　アセトニトリル, ジエチルエーテル, ヘキサン
    ・融点:167〜171℃ [1]
    ・分配係数(1-オクタノール/水系) [1]
        0.00376(pH 2)　0.00385(pH 4)　0.00344(pH 6)
        0.00138(pH 8)　0.000170(pH 10)　0.000178(pH 12)
    ・旋光度:$[\alpha]_D^{20}$;$-33 \sim -37°$ [3]

2. 代謝, 排泄
    ・排泄率:7.7〜15.9%(72 h 尿中) [3]

ribavirin

3. 毒　性
　　・単回投与毒性試験(LD_{50})：単位(mg/kg) *2
　　　　＞10 000(マウス♂；経口)　　　1 268(マウス♂；腹腔内)
　　　　4 116(ラット♂；経口)　　　　5 827(ラット♀；経口)
　　　　1 758(ラット♂；腹腔内)　　　1 554(ラット♀；腹腔内)
　　　　2 313(モルモット♂；経口)　　823(モルモット♂；腹腔内)
　　　　＞480(イヌ；経口)
　　・反復投与毒性試験(無毒性量)：単位(mg/kg/日) *2
　　　　＜30(ラット：28日；経口)　　＜10(ラット：30日；経口)
　　　　＜15(イヌ：28日；経口)　　　5(イヌ：30日；経口)
　　　　1(ラット：52週；経口)　　　　5(イヌ：52週；経口)

4. 商品名 *4 (製造会社)
　　レベトール(シェリング・プラウ株式会社)

出典 *1 医療用医薬品添付文書：レベトールカプセル 200 mg, シェリング・プラウ[1][2], 2004.10改訂
　　*2 新医薬品承認申請書添付資料：レベトールカプセル 200 mg に関する資料, シェリング・プラウ, 申請2001.4, 承認2001.11
　　*3 医療薬学研究会：2004年版薬剤師のための常用医薬品情報集, 廣川書店, 2004.2.15
　　*4 水島裕編集：今日の治療薬－解説と便覧－2004, 南江堂, 2004.3.1
　　*5 http://www.chemexper.com/

risperidone：リスペリドン

化学名：3-[2-[4-(6-fluoro-1, 2-benzisoxazol-3-yl)piperidino]ethyl]-6, 7, 8, 9-tetrahydro-2-methyl-4H-pyrido[1, 2-a]pyrimidin-4-one [1]

効　能：抗精神病薬　セロトニン・ドパミンアンタゴニスト(SDA) [2]

1. 物理化学的特徴

　・分子式：$C_{23}H_{27}FN_4O_2$ [1]
　・分子量：410.48 [1]
　・CAS-RN：106266-06-2 [1]
　・構造式 [1]

　・溶解性 [1]

やや溶けやすい	氷酢酸	13～20*
やや溶けにくい	メタノール	32～37*
やや溶けにくい	エタノール	71*
溶けにくい	メチルエチルケトン	86～107*
きわめて溶けにくい	イソプロパノール	2 000*
きわめて溶けにくい	エーテル	1 100～1 800*
ほとんど溶けない	水	10 000以上*

　　　*本品1 gを溶解するのに要する溶媒量(mL)

　・融点：169～173℃ [1]
　・pKa：8.24　3.11 [1]
　・分配係数(n-オクタノール) [1]
　　　0.0128(pH 2.2 クエン酸-リン酸緩衝液)
　　　0.146(pH 4.1 クエン酸-リン酸緩衝液)
　　　9.58(pH 6.1 クエン酸-リン酸緩衝液)
　　　555(pH 8.0 クエン酸-リン酸緩衝液)
　　　1 100(pH 9.9 ホウ酸-水酸化ナトリウム緩衝液)
　・紫外吸収スペクトル(λ_{max})：237 nm　280 nm　285 nm [1]

risperidone

2. 代謝, 排泄
 ・代謝部位：肝臓[1]
 ・排泄部位：尿中および糞中[1]
 ・排泄率：約2％(72 h尿中未変化体)[1]

3. 毒　性
 ・単回投与毒性試験(LD_{50})：単位(mg/kg)[1]
  82.1(マウス♂；経口)　　　63.1(マウス♀；経口)
  29.7(マウス♂；静脈内)　　26.9(マウス♀；静脈内)
  113(ラット♂；経口)　　　 56.6(ラット♀；経口)
  34.3(ラット♂；静脈内)　　35.4(ラット♀；静脈内)
  18.3(イヌ；経口)
 ・反復投与毒性試験(無毒性量)：単位(mg/kg)[1]
  0.63(ラット：3箇月；経口)　0.31(イヌ：3箇月；経口)
  2.5(ラット：12箇月；経口)　0.31(イヌ：12箇月；経口)
 ・生殖発生毒性試験(無毒性量)：単位(mg/kg)[1]
  0.63(妊娠前, 妊娠初期投与試験：ラット；経口)
  2.5(器官形成期投与試験：ラット；経口)
  1.25(器官形成期投与試験：ウサギ；経口)
  ＜0.16(周産, 授乳期投与試験：ラット；経口)
 ・その他の特殊毒性[1]
  変異原性：認められない
  抗原性：認められない
  癌原性：認められた

4. 商品名[2](製造会社)
 リスパダール(ヤンセンファーマ株式会社)

出典 [1] 医薬品インタビューフォーム：リスパダール錠1 mg, 2 mg, 3 mg, 細粒1％, 内用液1 mg/mL, ヤンセンファーマ①②, 2003.11改訂
　　[2] 水島裕編集：今日の治療薬－解説と便覧－2004, 南江堂, 2004.3.1

sarpogrelate hydrochloride：
塩酸サルポグレラート

化学名：(±)-2-(dimethylamino)-1-[[o-(m-methoxyphenethyl)phenoxy]methyl]
　　　　ethylhydrogen succinate hydrochloride [1]
効　能：抗血栓薬　抗血小板薬 [2]

1. 物理化学的特徴
・分子式：$C_{24}H_{31}NO_6 \cdot HCl$ [1]
・分子量：465.97 [1]
・CAS-RN：125926-17-2 [1]
・構造式 [1]

[構造式]

・溶解性 [1]

メタノール	0.073 *
酢酸(100)	0.032 *
エタノール(95)	0.023 *
水	0.012 *
無水酢酸	0.005 *
ジエチルエーテル	0.000004 *

＊溶解度(g/mL)

・融点：155.2℃(分解) [1]
・pKa：3.74(カルボン酸の解離定数)　8.45(アミノ基の解離定数) [1]
・pH：2.88 [1]
・比吸光度：$E_{1\,cm}^{1\%}$(271.9 nm)；79.45 [1]

2. 代謝，排泄
・代謝部位：肝臓 [1]
・排泄部位：尿中および糞中 [1]
・排泄率：44.5％(24 h尿中)　4.2％(24 h糞中) [1]

3. 毒　性
  ・単回投与毒性試験(LD$_{50}$)：単位(mg/kg) *1
    2 840(マウス♂；経口)　　　2 550(マウス♀；経口)
    65(マウス♂；腹腔内)　　　70(マウス♀；腹腔内)
    ＞45(マウス；静脈内)　　　5 470(ラット♂；経口)
    4 400(ラット♀；経口)　　　108(ラット♂；腹腔内)
    135(ラット♀；腹腔内)　　　＞45(ラット；静脈内)
    ＞3 000(イヌ；経口)
  ・反復投与毒性試験(無影響量)：単位(mg/kg/日) *1
    40(ラット：13週；経口)　　　10(イヌ：13週；経口)
    20(サル：26週；経口)　　　5(ラット：52週；経口)
    20(イヌ：52週；経口)
  ・生殖発生毒性試験 *1
    認められない(妊娠前,妊娠初期投与試験：ラット)
    認められた(器官形成期投与試験：ラット)
    認められない(周産,授乳期投与試験：ラット)
  ・その他の特殊毒性 *1
    変異原性：認められない
    抗原性：認められない
    癌原性：認められない
    依存性：認められない

4. 商品名 *2 (製造会社)
    アンプラーグ(三菱ウェルファーマ株式会社)

出典 *1 医薬品インタビューフォーム：アンプラーグ錠50 mg, 100 mg, 細粒10％, 三菱ウェルファーマ①②, 2004.7改訂
　　 *2 水島裕編集：今日の治療薬－解説と便覧－2004, 南江堂, 2004.3.1

simvastatin：シンバスタチン

化学名：(+)-(1*S*, 3*R*, 7*S*, 8*S*, 8a *R*)-1, 2, 3, 7, 8, 8a-hexahydro-3, 7-dimethyl-8-[2-[(2*R*, 4*R*)-tetrahydro-4-hydroxy-6-oxo-2*H*-pyran-2-yl]ethyl]-1-naphthyl 2, 2-dimethylbutanoate [1]

効　能：高脂血症治療薬　　スタチン(HMG-CoA還元酵素阻害薬) [3]

1. 物理化学的特徴
    - 分子式：$C_{25}H_{38}O_5$ [1]
    - 分子量：418.57 [1]
    - CAS-RN：79902-63-9 [2]
    - 構造式 [1]

    - 溶解性 [2]

溶けやすい	アセトニトリル	170*
溶けやすい	エタノール	170*
溶けやすい	アセトン	300*
やや溶けにくい	エーテル	21*
ほとんど溶けない	水	0.0017*

    ＊溶解度(mg/mL)

    - 融点：135～138℃(分解) [2]
    - pKa：解離基を有さない [2]
    - 分配係数(1-オクタノール) [2]
        - 100 000(水)
        - 100 000(pH 5.0酢酸塩緩衝液, 0.05M)
        - 110 000(pH 7.0リン酸塩緩衝液, 0.05M)
        - 230 000(pH 9.0ホウ酸塩緩衝液, 0.05M)
    - 旋光度：$[\alpha]_D^{25}$；+285～+298° [2]

2. 代謝, 排泄
- 排泄部位：胆汁 [1]
- 排泄率：0.34〜0.42％(24 h 尿中) [1]

3. 毒性
- 単回投与毒性試験(LD_{50})：単位(mg/kg) [2]
  - 3 000(マウス♂；経口)　　4 411(マウス♀；経口)
  - 4 438(ラット♂；経口)　　＞5 000(ラット♀；経口)
- 反復投与毒性試験(最大無作用量)：単位(mg/kg/日) [2]
  - 1(ラット：3箇月；経口)　　1(ラット：53週；経口)
  - 10(イヌ：28週；経口)　　＜2(イヌ：105週；経口)
  - ＞25(サル：12週)
- 生殖発生毒性試験(最大無作用量)：単位(mg/kg/日) [2]
  - ＞25(妊娠前, 妊娠初期投与試験：ラット；経口)
  - ＜25(器官形成期投与試験：ラット；経口)
  - ＞10(器官形成期投与試験：ウサギ；経口)
  - ＞25(周産, 授乳期投与試験：ラット；経口)
- その他の特殊毒性 [2]
  - 変異原性：認められない
  - 抗原性：示さない
  - 癌原性：認められた

4. 商品名 [3] (製造会社)
- リポバス(万有製薬株式会社)
- シンスタチン(株式会社陽進堂)
- シンバメルク(株式会社模範薬品研究所)
- ラミアン(大正薬品工業株式会社)
- リポオフ(日本医薬品工業株式会社)
- リポコバン(小林薬学工業株式会社)
- リポザート(大洋薬品工業株式会社)
- リポダウン(メディサ新薬株式会社)
- リポバトール(東洋ファルマー株式会社)
- リポブロック(東和薬品株式会社)

出典　[1] 医療用医薬品添付文書：リポバス錠5, 10, 20, 万有製薬①②, 2004.2改訂
　　　[2] 医薬品インタビューフォーム：リポバス錠5, 10, 20, 万有製薬①②, 2004.3改訂
　　　[3] 水島裕編集：今日の治療薬－解説と便覧－2004, 南江堂, 2004.3.1

sodium azulene sulfonate：
アズレンスルホン酸ナトリウム

化学名：sodium1, 4-dimethyl-7-isopropylazulene-3-sulfonate [1]
効　能：消化性潰瘍治療薬　防御因子増強薬
　　　　消化性潰瘍治療薬　配合剤
　　　　眼科用剤　非ステロイド抗炎症薬
　　　　口腔用剤　含嗽薬, 口内炎等治療薬 [2]

1. 物理化学的特徴
    ・分子式：$C_{15}H_{17}NaO_3S \cdot 1/2H_2O$ [1]
    ・分子量：309.36 [1]
    ・CAS-RN：6223-35-9 [1]
    ・構造式 [1]

    ・溶解性 [1]
        やや溶けやすい　　　　メタノール
        やや溶けにくい　　　　水, 酢酸(100)
        溶けにくい　　　　　　エタノール(95)
        ほとんど溶けない　　　無水酢酸, ジエチルエーテル, ヘキサン
    ・pH：6.0〜9.0 [1]
    ・吸光度：$E_{1\,cm}^{1\,\%}$ (568 nm)：19.85〜20.65 [1]

2. 代謝, 排泄
    ・有用な情報なし

3. 毒　性
    ・単回投与毒性試験(LD_{50})：単位(mg/kg) [1]
        14 730(マウス♂；経口)　　　17 790(マウス♀；経口)
        10 180(ラット♂；経口)　　　10 990(ラット♀；経口)
    ・反復投与毒性試験(最大無作用量)：単位(mg/kg/日) [1]
        ＞4 000(ラット：30日；経口)　　＜4 000(ラット：180日；経口)

sodium azulene sulfonate

4. 商品名 *2 (製造会社)
　　アズノール(日本新薬株式会社)
　　ノズレン(日本ユニバーサル薬品株式会社)
　　アズプロ(大興製薬株式会社)
　　マーズレン-S(寿製薬株式会社)
　　アズクレニン S(長生堂製薬株式会社)
　　アルサズレン(扶桑薬品工業株式会社)
　　ガイサール(日本医薬品工業株式会社)
　　グリマック(メディサ新薬株式会社)
　　グロリアミン(日本ヘキサル株式会社)
　　トーワズレン(東和薬品株式会社)
　　ヒズレン S(辰巳化学株式会社)
　　ヨウズレン S(株式会社陽進堂)
　　ルフレン(マルコ製薬株式会社)
　　マーズレン ES(寿製薬株式会社)
　　AZ(ゼリア新薬工業株式会社)
　　アズラビン(株式会社日本点眼薬研究所)
　　アズレン(株式会社陽進堂)
　　アゾテシン(参天製薬株式会社)
　　アズレン G(ニプロファーマ株式会社)
　　エマーゲン G(堀井薬品工業株式会社)
　　ヨウズレン G(株式会社陽進堂)
　　アズノール ST(日本新薬株式会社)
　　アズレミック(東洋製薬化成株式会社)

出典 *1 医薬品インタビューフォーム：マーズレン-S 顆粒, ES 錠, ゼリア新薬工業[2], 寿製薬[1], 2003.7
　　 *2 水島裕編集：今日の治療薬－解説と便覧－ 2004, 南江堂, 2004.3.1

sodium beraprost：ベラプロストナトリウム

化学名：sodium(±)-(1R^*, 2R^*, 3aS^*, 8bS^*)-2, 3, 3a, 8b-tetrahydro-2-hydroxy-1-[(E)-(3S^*)-3-hydroxy-4-methyl-1-octen-6-ynyl]-1H-cyclopenta[b]benzofuran-5-butyrate [1]

効　能：抗血栓薬　抗血小板薬 [2]

1. 物理化学的特徴

- 分子式：$C_{24}H_{29}NaO_5$ [1]
- 分子量：420.48 [1]
- CAS-RN：88475-69-8 [1]
- 構造式 [1]

- 溶解性 [1]

きわめて溶けやすい	メタノール	0.8 *
溶けやすい	無水エタノール	1.1 *
溶けやすい	水	1.2 *
やや溶けやすい	イソプロパノール	17.4 *
やや溶けやすい	ジオキサン	18.0 *
ほとんど溶けない	エーテル	>10 000 *

　　＊本品1gを溶解するのに要する溶媒量(mL)

- 融点：205〜208℃ [1]
- pKa：4.3 [1]
- 分配係数(水-オクタノール) [1]
  460(pH 3.0)　　250(pH 5.0)　　15(pH 7.0)　　0.41(pH 9.0)
- 比旋光度：0.0°(ラセミ体) [1]
- pH：8.0〜8.2 [1]
- 吸光度：$E_{1\,cm}^{1\%}$(286 nm)；95〜98(メタノール) [1]

2. 代謝, 排泄
　・代謝部位：肝臓 [1]
　・排泄率：14％(24h尿中未変化体) [1]

3. 毒　性
　・単回投与毒性試験(LD$_{50}$)：単位(mg/kg) [1]
　　　48.3(マウス♂；経口)　　　37.0(マウス♀；経口)
　　　54.5(マウス♂；静脈内)　　20.7(マウス♀；静脈内)
　　　54.7(マウス♂；皮下)　　　26.7(マウス♀；皮下)
　　　15.4(ラット♂；経口)　　　11.6(ラット♀；経口)
　　　17.7(ラット♂；静脈内)　　12.8(ラット♀；静脈内)
　　　12.7(ラット♂；皮下)　　　7.4(ラット♀；皮下)
　　　＞20(イヌ；経口)　　　　　20〜40(イヌ；静脈内)
　・反復投与毒性試験(無影響量)：単位(mg/kg/日) [1]
　　　0.04(ラット；3箇月；経口)　　0.025(イヌ；3箇月；経口)
　　　0.01(ラット；12箇月；経口)　 0.025(イヌ；12箇月；経口)
　・生殖発生毒性試験(無影響量)：単位(mg/kg/日) [1]
　　　0.08(妊娠前, 妊娠初期投与試験：ラット♂；経口)
　　　0.4(妊娠前, 妊娠初期投与試験：ラット♀；経口)
　　　0.4(器官形成期投与試験：ラット；経口)
　　　0.2(器官形成期投与試験：ウサギ；経口)
　　　0.4(周産, 授乳期投与試験：ラット；経口)
　・その他の特殊毒性 [1]
　　　変異原性：認められない
　　　抗原性：認められない
　　　癌原性：認められない
　　　依存性：認められない

4. 商品名 [2] (製造会社)
　　　ドルナー(東レ株式会社)
　　　プロサイリン(科研製薬株式会社)
　　　ドルナリン(大洋薬品工業株式会社)
　　　プロスタリン(共和薬品工業株式会社)
　　　プロスナー(東和薬品株式会社)
　　　プロドナー(沢井製薬株式会社)
　　　プロルナー(日本医薬品工業株式会社)
　　　ベストルナー(シオノケミカル株式会社)
　　　ベプラリード(長生堂製薬株式会社)

ベラストリン(大正薬品工業株式会社)
ベラドルリン(株式会社陽進堂)
ベルナール(旭化成ファーマ株式会社)
ベルラー(大原薬品工業株式会社)

出典 ＊1 医薬品インタビューフォーム：ドルナー錠20 μg, 東レ[1][2], 山之内製薬[2], 2000.6
　　 ＊2 水島裕編集：今日の治療薬－解説と便覧－2004, 南江堂, 2004.3.1

sodium cefoperazone：セフォペラゾンナトリウム

化学名：monosodium(6R, 7R)-7-{(2R)-2-[(4-ethyl-2, 3-dioxopiperazine-1-carbonyl) amino]-2-(4-hydroxyphenyl)acetylamino}-3-(1-methyl-1H-tetrazol-5-ylsulfanylmethyl)-8-oxo-5-thia-1-azabicyclo[4.2.0]oct-2-ene-2-carboxylate *1
略　号：CPZ *1
効　能：抗生物質　β-ラクタマーゼ阻害薬配合剤 *5

1. 物理化学的特徴
   ・分子式：$C_{25}H_{26}N_9NaO_8S_2$ *1
   ・分子量：667.65 *1
   ・CAS-RN：62893-20-3 *6
   ・構造式 *1

   ・溶解性 *1
   　　きわめて溶けやすい　　水
   　　やや溶けやすい　　　　メタノール
   　　溶けにくい　　　　　　エタノール(99.5)
   ・融点：182〜187℃(分解) *1
   ・pKa：約2.3 *3
   ・旋光度：$[\alpha]_D^{20}$；$-15 \sim -25°$ *3

2. 代謝, 排泄
   ・排泄率：25.3％(12 h 尿中) *3

3. 毒 性
 - 単回投与毒性試験(LD_{50}):単位(mg/kg) *2,4
   - \>6 000(マウス;静注)　　　>6 000(マウス;腹腔内)
   - \>6 000(マウス;皮下)　　　6 900(ラット♂;静注)
   - 7 400(ラット♀;静注)　　　>6 000(ラット;腹腔内)
   - \>6 000(ラット;皮下)
 - 生殖発生毒性試験 *2,4
   認められない
 - その他の特殊毒性 *2,4
   変異原性:認められない
   溶血性:認められない
   抗原性:認められない
   局所刺激性:認められない
   視聴覚に及ぼす影響:認められない

4. 商品名 *5 (製造会社)
   スルペラゾン(ファイザー株式会社)
   スペルゾン(株式会社ケミックス:輸入元)
   スルタムジン(株式会社科薬)
   スルペゾール(東菱薬品工業株式会社)
   セフォセフ(沢井製薬株式会社)
   セフォン(小林薬学工業株式会社)
   セフロニック(大洋薬品工業株式会社)
   タイトスタン(長生堂製薬株式会社)
   ナスパルン(シオノケミカル株式会社)
   バクフォーゼ(東和薬品株式会社)
   ワイスタール(ニプロファーマ株式会社)

出典 *1 医療用医薬品添付文書:スルペラゾン静注用0.5 g(バイアル),1 g(バイアル・キット),ファイザー[1][2],2004.12改訂
　　*2 医薬品インタビューフォーム:セフォン静注用1 g,小林薬学工業[3],日本医薬品工業[2],2004.2改訂
　　*3 医療薬学研究会:2004年版薬剤師のための常用医薬品情報集,廣川書店,2004.2.15
　　*4 医療薬 日本医薬品集,(株)薬業時報社,1997.10
　　*5 水島裕編集:今日の治療薬-解説と便覧-2004,南江堂,2004.3.1
　　*6 http://chemfinder.cambridgesoft.com/

sodium cilastatin：シラスタチンナトリウム

化学名：sodium(+)-(Z)-7-[[(R)-2-amino-2-carboxyethyl]thio]-2-[(S)-2, 2-dimethylcyclopropanecarboxamido]-2-heptenoate [1]
略　号：CS [1]
効　能：抗生物質　カルバペネム系薬 [2]

1. 物理化学的特徴

・分子式：$C_{16}H_{25}N_2NaO_5S$ [1]

・分子量：380.44 [1]

・CAS-RN：81129-83-1 [1]

・構造式 [1]

・溶解性 [1]

きわめて溶けやすい	水	0.75 未満 [1]	＞1 333 [2]
溶けやすい	メタノール	1〜2 [1]	500〜1 000 [2]
溶けにくい	エタノール	196.1〜434.8 [1]	2.3〜5.1 [2]
ほとんど溶けない	アセトン	20 000 以上 [1]	0.05 未満 [2]
ほとんど溶けない	エーテル	20 000 以上 [1]	0.05 未満 [2]
ほとんど溶けない	クロロホルム	20 000 以上 [1]	0.05 未満 [2]

[1]：本品1gを溶解するのに要する溶媒量(mL)　　[2]：溶解度(mg/mL)

・融点：約150℃(分解) [1]

・pKa：2.0　4.2　9.0 [1]

・旋光度：$[\alpha]_D^{25}$；+40.0〜+44.5° [1]

・pH：6.0〜7.5 [1]

2. 代謝, 排泄

・代謝部位：腎臓 [1]

・排泄部位：尿中 [1]

・排泄率：75.76％(24 h尿中) [1]

sodium cilastatin

3. 毒　性
   ・単回投与毒性試験(LD_{50})：単位(mg/kg) *1
   　　1 208(マウス ♂；静脈内)　　　1 068(マウス ♀；静脈内)
   　　1 922(マウス ♂；皮下)　　　　2 650(マウス ♀；皮下)
   　　5 000(マウス；経口)　　　　　1 316(ラット ♂；静脈内)
   　　1 740(ラット ♀；静脈内)　　　2 000～3 000(ラット ♂；皮下)
   　　3 000(ラット ♀；皮下)　　　　5 000(ラット；経口)
   ・反復投与毒性試験(最大無作用量)：単位(mg/kg/日) *1
   　　180(ラット：6 週；静脈内)　　＞80(ラット：14 週；静脈内)
   　　＞320(ラット：14 週；皮下)　　＞60(サル：5 週；静脈内)
   　　＞180(サル：5 週；皮下)　　　＞60(サル：14 週；静脈内)
   　　＞180(サル：14 週；皮下)　　＞80(ラット：27 週；静脈内)
   　　＞320(ラット：27 週；皮下)　　＞60(サル：27 週；静脈内)
   　　＞180(サル：27 週；皮下)
   ・生殖発生毒性試験(最大無作用量)：単位(mg/kg/日) *1
   　　＞80(妊娠前, 妊娠初期投与試験：ラット；静脈内)
   　　＞320(妊娠前, 妊娠初期投与試験：ラット；皮下)
   　　20(器官形成期投与試験：ラット；静脈内)
   　　＜320(器官形成期投与試験：ラット；皮下)
   　　＞80(周産, 授乳期投与試験：ラット；静脈内)
   　　＜320(周産, 授乳期投与試験：ラット；皮下)
   ・その他の特殊毒性 *1
   　　変異原性：認められない
   　　溶血性：示さない
   　　抗原性：示さない
   　　組織阻害性：示さない
   　　腎臓に対する影響：腎毒性は発現しない
   　　視聴覚毒性：異常はみられない

4. 商品名 *2(製造会社)
   　　チエナム(万有製薬株式会社)
   　　インダスト(大洋薬品工業株式会社)
   　　チエペネム(シオノケミカル株式会社)

出典 *1 医薬品インタビューフォーム：チエナム点滴用, 万有製薬①②, 2003.5
　　 *2 水島裕編集：今日の治療薬－解説と便覧－2004, 南江堂, 2004.3.1

sodium cromoglicate：クロモグリク酸ナトリウム

化学名：disodium 5, 5'-(2-hydroxytrimethylenedioxy)bis(4-oxo-4H-1-benzopyran-2-carboxylate) [1]

効　能：抗アレルギー薬　メディエーター遊離抑制薬
　　　　気管支喘息治療薬
　　　　眼科用剤, 耳鼻咽喉科用剤, 皮膚科用剤 [3]

1. 物理化学的特徴
- 分子式：$C_{23}H_{14}Na_2O_{11}$ [1]
- 分子量：512.33 [1]
- CAS-RN：15826-37-6 [2]
- 構造式 [1]

- 溶解性 [1]

溶けやすい	水
やや溶けにくい	プロピレングリコール
きわめて溶けにくい	エタノール(95)
ほとんど溶けない	2-プロパノール, ジエチルエーテル

- 融点：約258℃(分解) [1]
- pKa：約2.2 [2]
- 吸光度：$E_{1cm}^{1\%}$(239 nm)；約63 000　$E_{1cm}^{1\%}$(327 nm)；約17 000 [2]

2. 代謝, 排泄
- 排泄率：4.83%(吸入液, 24 h尿中) [1]

3. 毒　性
- 有用な情報なし

4. **商品名** *³ (製造会社)
     インタール (静岡フジサワ株式会社)
     アレルナート (富士カプセル株式会社)
     クールウェイ (トーアエイヨー株式会社)
     クロモリーク (テイカ製薬株式会社)
     ドルーミン (鶴原製薬株式会社)
     ノスラン (科研製薬株式会社)
     プレント (辰巳化学株式会社)
     ミタヤク (東洋ファルマー株式会社)
     インタール UD (静岡フジサワ株式会社)
     リノジェット (共和薬品工業株式会社)
     オフタルギー (日新製薬株式会社)
     クモロール (株式会社日本点眼薬研究所)
     クロモフェロン (千寿製薬株式会社)
     トーワタール (東和薬品株式会社)
     ルゲオン (わかもと製薬株式会社)

出典 *1 医療用医薬品添付文書：インタール吸入液, 藤沢薬品工業②, 富山フジサワ③, 2003.10 改訂
    *2 医薬品インタビューフォーム：メインター点眼液, メルク・ホエイ②, 模範薬品研究所①, 2002.12 改訂
    *3 水島裕編集：今日の治療薬－解説と便覧－2004, 南江堂, 2004.3.1

sodium diclofenac：ジクロフェナクナトリウム

化学名：monosodium 2-(2, 6-dichloroanilino)phenylacetate [1]
効　能：非ステロイド抗炎症薬　鎮痛
　　　　アリール酢酸系(フェニル酢酸系), 経皮用剤
　　　　眼科用剤 [3]

1. 物理化学的特徴
   - 分子式：$C_{14}H_{10}Cl_2NNaO_2$ [1]
   - 分子量：318.13 [1]
   - CAS-RN：15307-79-6 [2]
   - 構造式 [1]

   - 溶解性 [1]
     溶けやすい　　　　　メタノール, エタノール(95)
     やや溶けにくい　　　酢酸(100)
     ほとんど溶けない　　ジエチルエーテル
   - 融点：280℃(分解) [2]
   - pKa：4.0 [2]
   - 分配係数(1-オクタノール)：13.4(pH 7.4 リン酸緩衝液) [2]
   - pH：6.0〜8.0 [2]
   - 吸光度：$E_{1\,cm}^{1\,\%}$ (283 nm)；402〜442 [2]

2. 代謝, 排泄
   - 排泄部位：尿中および糞中 [2]
   - 排泄率：5.6％(12 h 尿中未変化体) [2]

3. 毒　性
   - 単回投与毒性試験(LD_{50})：単位(mg/kg) [2]
     135(マウス♂；経口)　　　145(マウス♀；経口)
     255(マウス♂；腹腔内)　　250(マウス♀；腹腔内)
     51.5(ラット♂；経口)　　 61.0(ラット♀；経口)

sodium diclofenac

　　　　97.0(ラット♂；腹腔内)　　　　64.0(ラット♀；腹腔内)
・反復投与毒性試験(最大無作用量)：単位(mg/kg) *2
　　　　4(ラット：1箇月；経口)　　　＞4(ラット：6箇月；経口)
・生殖発生毒性試験(最大無作用量)：単位(mg/kg) *2
　　　　＞4(器官形成期投与試験：ラット；経口)
　　　　＞4(器官形成期投与試験：マウス；経口)
・その他の特殊毒性 *2
　　　依存性：認められない
　　　胎仔の動脈管収縮作用：認められた

4. 商品名 *3 (製造会社)
　　ボルタレン(日本チバガイギー株式会社)
　　ボルタレン SR(同仁医薬化工株式会社)
　　ナボール SR(エスエス製薬株式会社)
　　レクトス(太田製薬株式会社)
　　アスピゾン(共和薬品工業株式会社)
　　アデフロニック(大洋薬品工業株式会社)
　　アデフロニック L(大洋薬品工業株式会社)
　　アナバン(富士化学工業株式会社)
　　イリナトロン(辰巳化学株式会社)
　　サビスミン TP(全星薬品工業株式会社)
　　サフラック(日本新薬株式会社)
　　ソレルモン(東和薬品株式会社)
　　ソレルモン SR(東和薬品株式会社)
　　ダイスパス SR(ダイト株式会社)
　　ドセル(日本化薬株式会社)
　　ブセトン(前田薬品工業株式会社)
　　ブレシン(沢井製薬株式会社)
　　ボンフェナック(京都薬品工業株式会社)
　　ボルマゲン(大正薬品工業株式会社)
　　ヨウフェナック(株式会社陽進堂)
　　ナボール(エスエス製薬株式会社)
　　ジクロード(わかもと製薬株式会社)
　　ジクロスター(株式会社日本点眼薬研究所)
　　スタフルミン(昭和薬品化工株式会社)
　　ベギータ(シオノケミカル株式会社)

出典 *1 医療用医薬品添付文書:ボルタレンSRカプセル,同仁医薬化工[①],ノバルティスファーマ[②],2005.5改訂
*2 医薬品インタビューフォーム:ボルタレンSRカプセル,同仁医薬化工[①],ノバルティスファーマ[②],2000.3改訂
*3 水島裕編集:今日の治療薬−解説と便覧−2004,南江堂,2004.3.1

sodium flomoxef：フロモキセフナトリウム

化学名：Monosodium(6*R*, 7*R*)-7-(2-difluoromethylsulfanylacetylamino)-3- [1-(2-hydroxyethyl)-1*H*-tetrazol-5-ylsulfanylmethyl]-7-methoxy-8- oxo-5-oxa-1-azabicyclo[4.2.0]oct-2-ene-2-carboxylate [*1]

略　号：FMOX [*1]

効　能：抗生物質　注射用第二世代セフェム系薬 [*2]

1. 物理化学的特徴

- 分子式：$C_{15}H_{17}F_2N_6NaO_7S_2$ [*1]
- 分子量：518.45 [*1]
- CAS-RN：92823-03-5 [*1]
- 構造式 [*1]

- 溶解性 [*1]

きわめて溶けやすい	水	1未満 *
きわめて溶けやすい	メタノール	1未満 *
きわめて溶けやすい	アセトン	1未満 *
やや溶けにくい	エタノール	37 *
やや溶けにくい	無水エタノール	77 *
きわめて溶けにくい	クロロホルム	1 750 *
ほとんど溶けない	ジエチルエーテル	30 000 *

＊本品1gを溶解するのに要する溶媒量(mL)

- 融点：100〜150℃(分解) [*1]
- p*K*a：2.74[電位差滴定法], 2.68[紫外吸収スペクトル法](カルボキシル基) [*1]
- 分配係数(1-オクタノール) [*1]

　　　　0.001(水)　　　　0.300(pH 1緩衝液)　0.107(pH 3緩衝液)
　　　　0.008(pH 5緩衝液)　0.010(pH 7緩衝液)　0.001(pH 9緩衝液)

- 旋光度：$[\alpha]_D^{20}$；$-8 \sim -13°$[脱水物に換算して1g, エタノール(99.5)　混液(4：1), 50 mL, 100 mm] [*1] sodium flomoxef

・吸光度：$E_{1cm}^{1\%}$ (269 nm)；220〜240(脱水物に換算して 30 mg, 水, 200 mL) [*1]

2. 代謝, 排泄
　　・代謝部位：肝臓 [*1]
　　・排泄部位：尿中 [*1]
　　・排泄率：89.8 %(12 h 尿中未変化体) (1 g(力価)/2 時間点滴) [*1]

3. 毒　性
　　・単回投与毒性試験(LD$_{50}$)：単位(mg/kg) [*1]
　　　　9 513(マウス ICR 系♂；静脈内)　　　　8 043(マウス ICR 系♀；静脈内)
　　　　＞14 400(マウス ICR 系♂；皮下)　　　13 500(マウス ICR 系♀；皮下)
　　　　9 564(マウス dd 系♂；静脈内)　　　　8 251(マウス dd 系♀；静脈内)
　　　　7 086(ラット SD 系♂；静脈内)　　　　7 745(ラット SD 系♀；静脈内)
　　　　＞10 000(ラット SD 系；皮下)　　　　6 417(ラット Wistar 系♂；静脈内)
　　　　6 917(ラット Wistar 系♀；静脈内)
　　・反復投与毒性試験(最大無影響量)：単位(mg/kg/日) [*1]
　　　　750(ラット SD 系：35 日；静脈内)　　　400(ラット SD 系：6 箇月；腹腔内)
　　　　250(ビーグル犬：30 日；静脈内)　　　　200(ビーグル犬：90 日；静脈内)
　　　　400(ラット SD 系：90 日；静脈内)　　　200(ビーグル犬：6 箇月；静脈内)
　　・生殖発生毒性試験(最大無影響量)：単位(mg/kg/日) [*1]
　　　　1 600(妊娠前, 妊娠初期投与試験：ラット；静脈内)
　　　　母動物毒性：800(器官形成期投与試験：ラット；静脈内)
　　　　母動物毒性：1.5(器官形成期投与試験：ウサギ；静脈内)
　　　　母動物毒性：≦400(周産, 授乳期投与試験：ラット；静脈内)
　　・その他の特殊毒性 [*1]
　　　　抗原性：示さない(マウス等)
　　　　筋注局所刺激性：生理食塩水より強い
　　　　　　　　　　　　0.425 %酢酸と同程度
　　　　　　　　　　　　1.7 %酢酸よりはるかに弱い
　　　　腎毒性：既存のセフェム系薬剤 CEZ に比べて明らかに弱かった(ウサギ)

4. 商品名 [*2] (製造会社)
　　フルマリン(塩野義製薬株式会社)

出典　[*1] 医薬品インタビューフォーム：フルマリン静注用 0.5 g, 1 g, キット静注用 1 g, 塩野義製薬　①②, 2004.11 改訂
　　　[*2] 水島裕編集：今日の治療薬－解説と便覧－2004, 南江堂, 2004.3.1

sodium fluvastatin：フルバスタチンナトリウム

化学名：(±)-(3RS, 5SR, 6E)-sodium-7-[3-(4-fluoropheny1)-1-(1-methylethyl)-1H-indol-2-y1]-3, 5-dihydroxy-6-heptenoate [1]
効　能：高脂血症治療薬　スタチン(HMG-CoA還元酵素阻害薬) [2]

1. 物理化学的特徴
- 分子式：$C_{24}H_{25}FNNaO_4$ [1]
- 分子量：433.46 [1]
- CAS-RN：93957-55-2 [1]
- 構造式 [1]

- 溶解性 [1]

きわめて溶けやすい	メタノール	0.9以下 *
やや溶けやすい	水	12.2 *
やや溶けやすい	エタノール(95)	22.3 *
ほとんど溶けない	アセトニトリル	10 000以上 *
ほとんど溶けない	ジエチルエーテル	10 000以上 *

　　　*本品1gを溶解するのに要する溶媒量(mL)

- 融点：認められなかった(210～220℃：発泡分解) [1]
- pKa：4.34 [1]
- 分配係数(1-オクタノール) [1]
　　　378.8(pH 6.0)　55.0(pH 7.0)　10.5(pH 8.0)
- 旋光性：示さない [1]
- pH：8.0～9.0 [1]
- 吸光度：$E_{1\,cm}^{1\%}$(305 nm)；301～332 [1]

sodium fluvastatin

2. 代謝, 排泄
    ・代謝部位：肝臓[1]
    ・排泄部位：胆汁を介して糞中[1]
    ・排泄率：≦0.05％(24 h尿中未変化体)[1]

3. 毒　性
    ・単回投与毒性試験(LD_{50})：単位(mg/kg)[1]
        707(ラット♂；経口)　　　1 161(ラット♀；経口)
        2 739(マウス；経口)
    ・反復投与毒性試験(無毒性量)：単位(mg/kg/日)[1]
        0.1(ラット：4週；経口)　　1.0(ラット：26週；経口)
        16.0(イヌ：26週；経口)　　0.6(サル：26週；経口)
        3.0(ラット♂：95週；経口)　3.0(ラット♀：101週；経口)
        8.0(イヌ：104週；経口)
    ・生殖発生毒性試験(無毒性量)：単位(mg/kg/日)[1]
        0.6(交配前, 妊娠, 授乳期投与試験：ラット；経口)
        1(器官形成期投与試験：ラット；経口)
        10(器官形成期投与試験：ウサギ；経口)
        1(周産期投与試験：ラット；経口)
    ・その他の特殊毒性[1]
        変異原性：認められない
        抗原性：有しない
        癌原性：認められた

4. 商品名[2] (製造会社)
    ローコール(日本チバガイギー株式会社)

出典 [1] 医薬品インタビューフォーム：ローコール錠10 mg, 20 mg, 30 mg, 日本チバガイギー①, ノバルティス ファーマ②, 2003.6改訂
    [2] 水島裕編集：今日の治療薬－解説と便覧－2004, 南江堂, 2004.3.1

sodium hyaluronate：ヒアルロン酸ナトリウム

化学名：$[\rightarrow 3)$-2-acetamido-2-deoxy-β-D-glucopyranosyl-$(1 \rightarrow 4)$-β-D-glucopyranosyluronic acid-$(1\rightarrow]_n$ [1]

効　能：抗リウマチ薬　リウマチ性疾患補助薬
　　　　眼科用剤　角膜治療薬, 粘弾性物質 [2]

1. 物理化学的特徴

- 分子式：$(C_{14}H_{20}NNaO_{11})n$ [1]
- 分子量：60万〜120万(重量平均分子量) [1]
- CAS-RN：9067-32-7 [1]
- 構造式 [1]

- 溶解性 [1]

水	10〜1 400 *
エタノール	0.1以下 *
アセトン	0.1以下 *
エーテル	0.1以下 *

  ＊溶解度(mg/mL)

- 融点：202〜204℃(分解) [1]
- pKa：2.77〜2.97(Mathewsの方法) [1]
- 旋光度：$[\alpha]_D^{20}$；$-70\sim-81°$(乾燥物換算0.25 g, 水25 mL, 100 mm) [1]

2. 代謝, 排泄

- 有用な情報なし

3. 毒　性

- 単回投与毒性試験(LD_{50})：単位(mg/kg) [1]

＞2 400(マウス；経口)	＞4 000(マウス；皮下)
＞2 000(マウス♂；腹腔内)	≧2 000(マウス♀；腹腔内)

>800(ラット；経口)　　　　　>4 000(ラット；皮下)
1 770(ラット♂；腹腔内)　　　≧2 000(ラット♀；腹腔内)
>1 000(ウサギ♂；経口)　　　>2 000(ウサギ；皮下)
>2 000(ウサギ♂；腹腔内)　　1 820(ウサギ♀；腹腔内)
・反復投与毒性試験(最大無作用量)：単位(mg/kg) [*1]
　　2(ウサギ：3箇月；膝関節腔内)[2回/週]
　　15(ラット：3箇月；腹腔内)[日]
　　2(ビーグル犬：6箇月；膝関節腔内)[2回/週]
・生殖発生毒性試験(最大無作用量)：単位(mg/kg/日) [*1]
　　>60(妊娠前, 妊娠初期投与試験：ラット；皮下)
　　>60(器官形成期投与試験：ラット；皮下)
　　20(器官形成期投与試験：ウサギ；腹腔内)
　　>60(周産, 授乳期投与試験：ラット；皮下)
・その他の特殊毒性 [*1]
　　変異原性：認められない
　　抗原性：認められない
　　筋肉内投与局所障害性：認められない

4. 商品名 [*2] (製造会社)
　　アルツ (生化学工業株式会社)
　　スベニール (中外製薬株式会社)
　　アスリカン (シオノケミカル株式会社)
　　アダント (明治製菓株式会社)
　　アドマック (大洋薬品工業株式会社)
　　アルサポート (HOYA株式会社)
　　ニコゼット (株式会社模範薬品研究所)
　　ヒアルトーワ (東和薬品株式会社)
　　ヒアロス (株式会社資生堂)
　　ヒカミロン (鶴原製薬株式会社)
　　ヒュースレン (東和薬品株式会社)
　　ユニヒロン (宇治製薬株式会社)
　　ルミステロン (日新製薬株式会社)
　　ヒアレイン (参天製薬株式会社)
　　アイケア (科研製薬株式会社)
　　ティアバランス (千寿製薬株式会社)
　　ヒアール (東洋ファルマー株式会社)
　　ヒアロンサン (東亜薬品株式会社)
　　オペガン (生化学工業株式会社)
　　オペガンハイ (生化学工業株式会社)

ヒーロン(ファイザー株式会社:輸入元)
ヒーロンV(ファイザー株式会社:輸入元)
オペリード(株式会社　資生堂)
オペリードHV(株式会社　資生堂)
ニデロン(株式会社ニデック:輸入元)
ハイビスコ(昭和薬品化工株式会社)
ヒアガード(株式会社日本点眼薬研究所)
ヒアルオペ(株式会社日本点眼薬研究所)
ピオネス(大洋薬品工業株式会社)
ビスコキング(昭和薬品化工株式会社)
ビスコケア(昭和薬品化工株式会社)
プロビスク(日本アルコン株式会社:輸入元)

出典 *1 医薬品インタビューフォーム:アルツ, アルツディスポ, 生化学工業[1], 科研製薬[2], 2005.6
*2 水島裕編集:今日の治療薬－解説と便覧－2004, 南江堂, 2004.3.1

sodium loxoprofen：ロキソプロフェンナトリウム

化学名：monosodium 2-[4-(2-oxocyclopentylmethyl)phenyl]propanoate dihydrate [1]
効　能：鎮痛・解熱薬　プロピオン酸系 [2]

1. 物理化学的特徴
   - 分子式：$C_{15}H_{17}NaO_3 \cdot 2H_2O$ [1]
   - 分子量：304.31 [1]
   - CAS-RN：80382-23-6 [1]
   - 構造式 [1]
   - 溶解性 [1]
きわめて溶けやすい	水, メタノール
溶けやすい	エタノール(95)
ほとんど溶けない	ジエチルエーテル
   - 融点：約198℃(乾燥後, 分解) [1]
   - pKa：4.20 [1]
   - 分配係数(n-オクタノール)：190(pH 1.2)　0.82(pH 6.8) [1]
   - 旋光性：示さない [1]
   - pH：6.5～8.5 [1]
   - 吸光度：$E_{1\,cm}^{1\%}$ (223 nm)：325～355 [1]

2. 代謝, 排泄
   - 排泄率：約50％(8 h尿中) [1]

3. 毒　性
   - 単回投与毒性試験(LD_{50})：単位(mg/kg) [1]

3 030(マウスRFVL系♂；経口)	3 150(マウスRFVL系♀；経口)
1 130(マウスRFVL系♂；腹腔内)	1 020(マウスRFVL系♀；腹腔内)
1 070(マウスRFVL系♂；皮下)	1 080(マウスRFVL系♀；皮下)
740(マウスRFVL系♂；静脈内)	795(マウスRFVL系♀；静脈内)
150(ラットWI系♂；経口)	145(ラットWI系♀；経口)
245(ラットWI系♂；腹腔内)	275(ラットWI系♀；腹腔内)
330(ラットWI系♂；皮下)	285(ラットWI系♀；皮下)
168(ラットWI系♂；静脈内)	155(ラットWI系♀；静脈内)
480(ラットF系♂；経口)	490(ラットF系♀；経口)
385(ラットF系♂；腹腔内)	440(ラットF系♀；腹腔内)

590(ラットF系♂；皮下)　　　　500(ラットF系♀；皮下)
400(ラットF系♂；静脈内)　　　345(ラットF系♀；静脈内)
26.7(ケトプロフェン・ラットWI系♂；経口)
30.2(ケトプロフェン・ラットWI系♀；経口)
48.2(ケトプロフェン・ラットF系♂；経口)
70.0(ケトプロフェン・ラットF系♀；経口)

・反復投与毒性試験(無影響量)：単位(mg/kg/日)[*1]
　　15(サル：13週；経口)　　　＞8(ラット：26週；経口)
　　5(サル：1年；経口)

・生殖発生毒性試験(無影響量)：単位(mg/kg/日)[*1]
　　4(妊娠前,妊娠初期投与試験：ラット；経口)
　　4(器官形成期投与試験：ラット；経口)
　　＞50(器官形成期投与試験：ウサギ；経口)
　　0.25(周産,授乳期投与試験：ラット；経口)

・その他の特殊毒性[*1]
　　変異原性：認められない
　　抗原性：認められない
　　癌原性：認められない
　　局所刺激性：認められない
　　依存性：認められない

4. 商品名[*2](製造会社)
　　ロキソニン(三共株式会社)
　　ウナスチン(株式会社模範薬品研究所)
　　オキミナス(日本薬品工業株式会社)
　　オロロックス(太田製薬株式会社)
　　カンファタニン(東和薬品株式会社)
　　ケンタン(メディサ新薬株式会社)
　　スリノフェン(グレラン製薬株式会社)
　　ノブフェン(日本ヘキサル株式会社)
　　ブテロン(サンライフ株式会社)
　　リンゲリーズ(株式会社陽進堂)
　　レトラック(株式会社三和化学研究所)
　　ロキペイン(共和薬品工業株式会社)
　　ロゼオール(辰巳化学株式会社)
　　ロルフェナミン(日本医薬品工業株式会社)

出典　[*1] 医薬品インタビューフォーム：ロキソニン錠,細粒,三共[①②],2001.12
　　　[*2] 水島裕編集：今日の治療薬－解説と便覧－2004,南江堂,2004.3.1

sodium ozagrel：オザグレルナトリウム

化学名：sodium(*E*)-3-[*p*-(1*H*-imidazol-1-ylmethyl)phenyl]-2-propenoate [1]
効　能：くも膜下出血・脳血栓症急性期治療薬 [6]

1. 物理化学的特徴
- 分子式：$C_{13}H_{11}N_2NaO_2$ [1]
- 分子量：250.23 [1]
- CAS-RN：82571-53-7 [7]
- 構造式 [1]

- 溶解性 [1]
    - 溶けやすい　　　　　　水
    - やや溶けやすい　　　　メタノール
    - ほとんど溶けない　　　エタノール(99.5)，アセトン，ジエチルエーテル
- 融点：約300℃ [3]
- pKa：3.86　6.62 [3]
- 分配係数(*n*-オクタノール)：0.085(pH 7.3) [3]
- pH：9.5〜10.5 [2]

2. 代謝，排泄
- 排泄率：約100％(24 h 尿中) [2,4]

3. 毒　性
- 単回投与毒性試験(LD_{50})：単位(mg/kg) [2,5]

3 800(マウス♂；経口)	3 600(マウス♀；経口)
2 450(マウス♂；皮下)	2 100(マウス♀；皮下)
1 940(マウス♂；静注)	1 580(マウス♀；静注)
5 900(ラット♂；経口)	5 700(ラット♀；経口)
2 300(ラット♂；皮下)	2 250(ラット♀；皮下)
1 150(ラット♂；静注)	1 300(ラット♀；静注)
733(イヌ♂；静注)	

- 生殖発生毒性試験 [2,5]
    - 異常は認められていない

・その他の特殊毒性 *2,5
　　変異原性：認められていない
　　抗原性：認められていない
　　局所刺激性：影響が認められた

4. 商品名 *6 (製造会社)
　　カタクロット(小野薬品工業株式会社)
　　キサンボン(キッセイ薬品工業株式会社)
　　アトロンボン(高田製薬株式会社)
　　オキリコン(大洋薬品工業株式会社)
　　オサグレン(東和薬品株式会社)
　　オザグロン(日本薬品工業株式会社)
　　オザペン(株式会社富士薬品)
　　オザマリン(沢井製薬株式会社)
　　オザメルク(メルク・ホエイ株式会社)
　　キサクロット(小林製薬工業株式会社)
　　キフロビット(マルコ製薬株式会社)
　　デアセロン(株式会社イセイ)

出典 *1 医療用医薬品添付文書：注射用カタクロット20 mg, 40 mg, 小野薬品工業①②, 2003.9改訂
　　 *2 医薬品インタビューフォーム：静注用カタクロン20, 日本医薬品工業①②③, 2003.2改訂
　　 *3 医療薬学研究会：2004年版薬剤師のための常用医薬品情報集, 廣川書店, 2004.2.15
　　 *4 医療薬 日本医薬品集, (株)じほう, 2002.10
　　 *5 医療薬 日本医薬品集, (株)薬業時報社, 1997.10
　　 *6 水島裕編集：今日の治療薬－解説と便覧－2004, 南江堂, 2004.3.1
　　 *7 http://www.chemexper.com/

sodium pravastatin：プラバスタチンナトリウム

化学名：sodium(+)-(3R, 5R)-3, 5-dihydroxy-7-[(1S, 2S, 6S, 8S, 8aR)-6-hydroxy-2-methyl-8-[(S)-2-methylbutyryloxy]-1, 2, 6, 7, 8, 8a- hexahydro-1-naphthyl]heptanoate [1]

効　能：高脂血症治療薬　スタチン(HMG-CoA還元酵素阻害薬) [2]

1. 物理化学的特徴

- 分子式：$C_{23}H_{35}NaO_7$ [1]
- 分子量：446.51 [1]
- CAS-RN：81131-70-6 [1]
- 構造式 [1]

- 溶解性 [1]

溶けやすい	0.1 mol/L 塩酸, メタノール, 水, 水酸化ナトリウム試液 酢酸(100)
やや溶けにくい	エタノール(99.5)
溶けにくい	2-プロパノール
ほとんど溶けない	1,4－ジオキサン, アセトン, 無水酢酸, アセトニトリル 酢酸エチル, クロロホルム, ジエチルエーテル, ヘキサン

- 融点：約176℃(分解) [1]
- pKa：4.6 [1]
- 分配係数(log)(オクタノール) [1]
  1.47(pH 4.5)　　1.26(pH 5.0)　　0.52(pH 6.0)
  －0.33(pH 7.0)　－0.92(pH 8.0)
- 旋光度：$[\alpha]_D^{20}$；+153 ～ +159° [1]
- pH：7.2 ～ 8.2 [1]
- 吸光度：$E_{1\,cm}^{1\%}$(239 nm)；490 ～ 510 [1]

2. 代謝, 排泄
   ・排泄部位：主に糞中[1]
   ・排泄率：2～6％(24 h尿中未変化体)[1]

3. 毒　性
   ・単回投与毒性試験(LD_{50})：単位(mg/kg)[1]
   　　10 590(マウス♂；経口)　　　8 939(マウス♀；経口)
   　　＞12 000(ラット；経口)
   ・反復投与毒性試験(無影響量)：単位(mg/kg/日)[1]
   　　100(ラット：5, 13週；経口)　　50(イヌ：5, 13週；経口)
   　　50(サル：5週；経鼻胃内)　　　＞100(ラット：26週；経口)
   　　20(ラット：52週；経口)　　　25(サル：52週；経口)
   　　25(イヌ：104週；経口)
   ・生殖発生毒性試験(無影響量)：単位(mg/kg)[1]
   　　＞500(妊娠前, 妊娠初期投与試験：ラット)
   　　＞1 000(器官形成期投与試験：ラット)
   　　25(器官形成期投与試験：ウサギ)
   　　100(周産, 授乳期投与試験：ラット)
   ・その他の特殊毒性[1]
   　　変異原性：所見はみられない
   　　抗原性：認めていない
   　　癌原性：認められていない

4. 商品名[2](製造会社)
   　メバロチン(三共株式会社)
   　アルセチン(大洋薬品工業株式会社)
   　オリピス(太田製薬株式会社)
   　コレリット(扶桑薬品工業株式会社)
   　タツプラミン(辰巳化学株式会社)
   　プラバスタン(日本薬品工業株式会社)
   　プラバスタチンNa(共和薬品工業株式会社)
   　プラバスタチンNa(小林化工株式会社)
   　プラバチン(沢井製薬株式会社)
   　プラバメイト(大原薬品工業株式会社)
   　プラバロン(ダイト株式会社)
   　マイバスタン(東和薬品株式会社)
   　ミンドロチン(マルコ製薬株式会社)
   　メバスタン(株式会社模範薬品研究所)

メバスロリン(鶴原製薬株式会社)
メバトルテ(大正薬品工業株式会社)
メバラチオン(長生堂製薬株式会社)
メバリッチ(日新製薬株式会社)
メバレクト(東菱薬品工業株式会社)
メバロカット(東洋ファルマー株式会社)
メバン(日本医薬品工業株式会社)
リダックM(サンノーバ株式会社)

出典 *1 医薬品インタビューフォーム：メバロチン錠5, 10, 細粒0.5％, 1％, 三共[1][2], 2002.10
　　 *2 水島裕編集：今日の治療薬－解説と便覧－2004, 南江堂, 2004.3.1

sodium sulbactam：スルバクタムナトリウム

化学名：monosodium(2S, 5R)-3, 3-dimethy-7-oxo-4-thia-1-azabicyclo[3.2.0]
heptane-2-carboxylate 4, 4-dioxide [1]
略　号：SBT [1]
効　能：抗生物質　β-ラクタマーゼ阻害薬配合剤 [5]

1. 物理化学的特徴
    - 分子式：$C_8H_{10}NNaO_5S$ [1]
    - 分子量：255.22 [1]
    - CAS-RN：69388-84-7 [6]
    - 構造式 [1]

    - 溶解性 [1]

        溶けやすい　　　　　水
        やや溶けにくい　　　メタノール
        きわめて溶けにくい　エタノール(99.5)
        ほとんど溶けない　　アセトニトリル
    - 融点：260～270℃(分解) [1]
    - pKa：2.6 [3]
    - 旋光度：$[\alpha]_D^{20}$；+219～+233° [3]

2. 代謝, 排泄
    - 排泄率：72％(12 h 尿中) [3]

3. 毒　性
    - 単回投与毒性試験(LD_{50})：単位(mg/kg) [2,4]

        ＞6 000(マウス；静注)　　　＞6 000(マウス；腹腔内)
        ＞6 000(マウス；皮下)　　　6 900(ラット♂；静注)
        7 400(ラット♀；静注)　　　＞6 000(ラット；腹腔内)
        ＞6 000(ラット；皮下)

・生殖発生毒性試験 *2, 4
　　認められない
・その他の特殊毒性 *2, 4
　　変異原性：認められない
　　溶血性：認められない
　　抗原性：認められない
　　局所刺激性：認められない
　　視聴覚に及ぼす影響：認められない

4. **商品名** *5 (製造会社)
　　スルペラゾン (ファイザー株式会社)
　　スペルゾン (株式会社ケミックス：輸入元)
　　スルタムジン (株式会社科薬)
　　スルペゾール (東菱薬品工業株式会社)
　　セフォセフ (沢井製薬株式会社)
　　セフォン (小林薬学工業株式会社)
　　セフロニック (大洋薬品工業株式会社)
　　タイトスタン (長生堂製薬株式会社)
　　ナスパルン (シオノケミカル株式会社)
　　バクフォーゼ (東和薬品株式会社)
　　ワイスタール (ニプロファーマ株式会社)

出典 *1 医療用医薬品添付文書：スルペラゾン静注用 0.5 g (バイアル), 1 g (バイアル・キット), ファイザー[1][2], 2004.12 改訂
　　*2 医薬品インタビューフォーム：セフォン静注用 1 g, 小林薬学工業[3], 日本医薬品工業[2], 2004.2 改訂
　　*3 医療薬学研究会：2004 年版薬剤師のための常用医薬品情報集, 廣川書店, 2004.2.15
　　*4 医療薬 日本医薬品集, (株)薬業時報社, 1997.10
　　*5 水島裕編集：今日の治療薬－解説と便覧－2004, 南江堂, 2004.3.1
　　*6 http://www.chemexper.com/

somatropin：ソマトロピン

化学名：growth hormone human [1]
効　能：成長ホルモン　体重増加薬 [4]

1. 物理化学的特徴

・分子式：$C_{990}H_{1528}N_{262}O_{300}S_7$ [1]
・分子量：約 22 125 [1]
・CAS-RN：12629-01-5 [2]
・構造式 [2]

```
  1           5                10                   15                   20
Phe-Pro-Thr-Ile-Pro-Leu-Ser-Arg-Leu-Phe-Asp-Asn-Ala-Met-Leu-Arg-Ala-His-Arg-Leu-
 21          25               30                   35                   40
His-Gln-Leu-Ala-Phe-Asp-Thr-Tyr-Gln-Glu-Phe-Glu-Glu-Ala-Tyr-Ile-Pro-Lys-Glu-Gln-
 41          45               50                   55                   60
Lys-Tyr-Ser-Phe-Leu-Gln-Asn-Pro-Gln-Thr-Ser-Leu-Cys-Phe-Ser-Glu-Ser-Ile-Pro-Thr-
 61          65               70                   75                   80
Pro-Ser-Asn-Arg-Glu-Glu-Thr-Gln-Gln-Lys-Ser-Asn-Leu-Glu-Leu-Leu-Arg-Ile-Ser-Leu-
 81          85               90                   95                  100
Leu-Leu-Ile-Gln-Ser-Trp-Leu-Glu-Pro-Val-Gln-Phe-Leu-Arg-Ser-Val-Phe-Ala-Asn-Ser-
101         105              110                  115                  120
Leu-Val-Tyr-Gly-Ala-Ser-Asp-Ser-Asn-Val-Tyr-Asp-Leu-Leu-Lys-Asp-Leu-Glu-Glu-Gly-
121         125              130                  135                  140
Ile-Gln-Thr-Leu-Met-Gly-Arg-Leu-Glu-Asp-Gly-Ser-Pro-Arg-Thr-Gly-Gln-Ile-Phe-Lys-
141         145              150                  155                  160
Gln-Thr-Tyr-Ser-Lys-Phe-Asp-Thr-Asn-Ser-His-Asn-Asp-Asp-Ala-Leu-Leu-Lys-Asn-Tyr-
161         165              170                  175                  180
Gly-Leu-Leu-Tyr-Cys-Phe-Arg-Lys-Asp-Met-Asp-Lys-Val-Glu-Thr-Phe-Leu-Arg-Ile-Val-
181              185                 190                  195
Gln-Cys-Arg-Ser-Val-Glu-Gly-Ser-Cys-Gly-Phe
```

・pH：8.0〜10.0 [2]
・等電点(pI)：約 4.8 [2]
・紫外吸収スペクトル：吸収の極大；275 nm 付近 [2]

2. 代謝, 排泄

・有用な情報なし

3. 毒　性
- 単回投与毒性試験(LD_{50})：単位(IU/kg) *3
  - ＞160(マウス；経口)　　＞80(マウス；皮下)
  - ＞40(マウス；筋肉)　　＞160(ラット；経口)
  - ＞80(ラット；皮下)　　＞40(ラット；筋肉)
  - ＞16(サル♂；筋肉)
- 反復投与毒性試験(最大無影響量)：単位(IU/kg/日) *3
  - 0.34(ラット：1箇月；筋肉)　　≦1(ラット：3箇月；皮下)
  - 0.33(サル：3箇月；皮下)
- 生殖発生毒性試験(無影響量)：単位(IU/kg/日) *2
  - 4(妊娠前,妊娠初期投与試験：ラット；皮下)
  - ＞12.5(器官形成期投与試験：ラット；皮下)
  - 0.56(器官形成期投与試験：ウサギ；皮下)
  - 1.25(周産,授乳期投与試験：ラット；皮下)
- その他の特殊毒性 *2
  - 変異原性：認められない
  - 抗原性：ヒト血清アルブミンと同程度か以下
  - 局所刺激性：生理食塩水と同程度

4. 商品名 *4 (製造会社)
- ジェノトロピン(ファイザー株式会社)
- ノルディトロピン(ノボノルディスクファーマ株式会社)
- ヒューマトロープ(日本イーライリリー株式会社)
- ジェノトロピンカビクイック(ファイザー株式会社)
- グロウジェクト(日本ケミカルリサーチ株式会社)
- サイゼン(セローノラボラトリーズ社)
- セロスティム(セローノラボラトリーズ社)

出典　*1 医療用医薬品添付文書：ジェノトロピン注射用12 mg, ファイザー[3][2], 2004.4改訂
　　　*2 医薬品インタビューフォーム：グロウジェクト注1.33 mg, BC8 mg, 住友製薬[2], 日本ケミカルリサーチ[1], 2003.3改訂
　　　*3 新医薬品承認申請書添付資料：ジェノトロピン1.3 mg, 5.3 mg, ジェノトロピンカビクイック0.7 mg, 1.0 mg, 1.3 mg(ソマトロピン(遺伝子組換え))に関する資料, ファルマシア, 申請2000.9, 承認2002.1
　　　*4 水島裕編集：今日の治療薬－解説と便覧－2004, 南江堂, 2004.3.1

taltirelin hydrate:タルチレリン水和物

化学名:(−)-N-[(S)-hexahydro-1-methyl-2, 6-dioxo-4-pyrimidinylcarbonyl]-L-histidyl-L-prolinamide tetrahydrate [1]

効　能:ホルモン剤　SCD治療薬 [2]

1. 物理化学的特徴
   - 分子式:$C_{17}H_{23}N_7O_5 \cdot 4H_2O$ [1]
   - 分子量:477.47 [1]
   - CAS-RN:103300-74-9 [1]
   - 構造式 [1]

   ・溶解性 [1]

溶けやすい	酢酸(100)	3.2*
溶けやすい	水	4.8*
溶けやすい	エタノール(99.5)	5.0*
やや溶けやすい	メタノール	13.3*
溶けにくい	アセトン	404*
ほとんど溶けない	ジエチルエーテル	10 000以上*

   *本品1gを溶かすのに要する量(mL)

   - 融点:65℃付近で湿った状態となり,70℃付近で液化 [1]
   - pKa:6.27(滴定法) [1]
   - 旋光度:$[\alpha]_D^{20}$;−22.5〜−24.5°
     (脱水物に換算した0.2 g, 1 mol/L塩酸試液, 10 mL, 10 mm) [1]
   - 水溶液のpH [1]
     - 2(W/V%)水溶液:pH 8.9
     - 5(W/V%)水溶液:pH 9.1
     - 10(W/V%)水溶液:pH 9.3
     - 15(W/V%)水溶液:pH 9.5

2. 代謝, 排泄
   - 排泄部位：尿中 [*1]
   - 排泄率：1～2％(24 h 尿中) [*1]

3. 毒　性
   - 単回投与毒性試験(LD_{50})：単位(mg/kg) [*1]
       >5 000(マウス；経口)　　　>2 000(マウス；静脈内)
       >5 000(マウス；皮下)　　　>5 000(ラット；経口)
       799(ラット♂；静脈内)　　　946(ラット♀；静脈内)
       >5 000(ラット；皮下)　　　>2 000(イヌ；経口)
       >1 000(イヌ♂；静脈内)　　>500(イヌ♀；静脈内)
   - 反復投与毒性試験(無毒性量)：単位(mg/kg/日) [*1]
       30(ラット；経口)　　　1.5(イヌ；経口)
   - 生殖発生毒性試験(無影響量)：単位(mg/kg/日) [*1]
       15(器官形成期投与試験：ラット；経口)
       15(器官形成期投与試験：ウサギ；経口)
   - その他の特殊毒性 [*1]
       依存性：認められない
       抗原性：認められない
       変異原性：認められない
       癌原性：認められない

4. 商品名 [*2] (製造会社)
   セレジスト(田辺製薬株式会社)

出典　[*1] 医薬品インタビューフォーム：セレジスト錠5, 田辺製薬①②, 2004.2
　　　[*2] 水島裕編集：今日の治療薬－解説と便覧－2004, 南江堂, 2004.3.1

tamsulosin hydrochloride：塩酸タムスロシン

化学名：(−)-(R)-5-[2-[[2-(o-ethoxyphenoxy)ethyl]amino]propyl]-2-methoxybenzenesulfonamide hydrochloride [1]

効　能：生殖器用剤(排尿障害治療薬) [3]

---

1. 物理化学的特徴

- 分子式：$C_{20}H_{28}N_2O_5S \cdot HCl$ [1]
- 分子量：444.97 [1]
- CAS-RN：106463-17-6 [2]
- 構造式 [1]

- 溶解性 [2]

溶けやすい	ギ酸	2.03 [4]	
やや溶けにくい	メタノール	49.6 [4]	
やや溶けにくい	水	84.5 [4]	
溶けにくい	エタノール	175 [4]	
溶けにくい	氷酢酸	813 [4]	
ほとんど溶けない	エーテル	10 000 000 以上 [4]	
溶けにくい	pH 1.1 [1]	392 [4]	2.55 [5]
やや溶けにくい	pH 3.0 [2]	93.5 [4]	10.7 [5]
やや溶けにくい	pH 4.0 [2]	88.5 [4]	11.3 [5]
やや溶けにくい	pH 5.1 [2]	91.7 [4]	10.9 [5]
溶けにくい	pH 6.2 [2]	119 [4]	8.39 [5]
溶けにくい	pH 7.1 [2]	283 [4]	3.53 [5]
きわめて溶けにくい	pH 8.6 [2]	9 430 [4]	0.106 [5]
ほとんど溶けない	pH 10.1 [2]	11 000 [4]	0.0908 [5]
溶けにくい	pH 11.8 [2]	578 [4]	1.73 [5]
やや溶けにくい	pH 12.6 [3]	94.3 [4]	10.6 [5]

[1]：0.1N 塩酸　[2]：Britton-Robinson広域緩衝液　[3]：0.1 N 水酸化ナトリウム　[4]：本品1gを溶解するのに要する溶媒量(mL)　[5]：溶解度(mg/mL)

- 融点：約230℃(分解) [1]
- pKa：pKa1：8.37　pKa2：10.23 [2]
- 分配係数(1-オクタノール(水層 pH)) [2]

　　　　0.168(pH 1.1)　　0.0161(pH 3.3)　　0.100(pH 5.1)
　　　　3.25(pH 6.9)　　63.2(pH 8.8)　　37.6(pH 10.5)

- 比旋光度：$[\alpha]_D^{20}$；$-18.9°$ [2]

・比吸光度：$E_{1\,cm}^{1\%}$ (224 nm) ; 357(水)　　$E_{1\,cm}^{1\%}$ (279 nm) ; 98(水)
　　　　　　$E_{1\,cm}^{1\%}$ (225 nm) ; 382(メタノール)　$E_{1\,cm}^{1\%}$ (280 nm) ; 100(メタノール) *2

2. 代謝, 排泄
　・排泄率：12～14％(30 h 尿中未変化体) *1

3. 毒　性
　・単回投与毒性試験(LD_{50})：単位(mg/kg) *2
　　　1 023(マウス♂；経口)　　　1 220(マウス♀；経口)
　　　98(マウス♂；静脈内)　　　103(マウス♀；静脈内)
　　　254(マウス♂；皮下)　　　275(マウス♀；皮下)
　　　650(ラット♂；経口)　　　787(ラット♀；経口)
　　　70(ラット♂；静脈内)　　　78(ラット♀；静脈内)
　　　395(ラット♂；皮下)　　　347(ラット♀；皮下)
　　　＞1 000(イヌ；経口)
　・反復投与毒性試験(最大無影響量)：単位(mg/kg/日) *2
　　　68(ラット♂：3箇月；経口)　　80(ラット♀：3箇月；経口)
　　　2(イヌ：3箇月；経口)　　　50(ラット♂：12箇月；経口)
　　　58(ラット♀：12箇月；経口)　20(イヌ：12箇月；経口)
　・生殖発生毒性試験(最大無影響量)：単位(mg/kg/日) *2
　　　＜100(妊娠前, 妊娠初期投与試験：ラット)
　　　＞300(器官形成期投与試験：ラット)
　　　＞50(器官形成期投与試験：ウサギ)
　　　＜300(周産, 授乳期投与試験：ラット)
　・その他の特殊毒性 *2
　　　変異原性：認められない
　　　抗原性：認められない
　　　癌原性：認められた(＞45 mg/kg：ラット, マウス)
　　　局所刺激性：認められない

4. 商品名 *3 (製造会社)
　　ハルナール(山之内製薬株式会社)

出典 *1 医療用医薬品添付文書：ハルナール 0.1 mg, 0.2 mg カプセル, アステラス製薬①②, 2005.4
　　 *2 医薬品インタビューフォーム：ハルナール 0.1 mg, 0.2 mg カプセル, 山之内製薬①②, 2004.3改訂
　　 *3 水島裕編集：今日の治療薬－解説と便覧－2004, 南江堂, 2004.3.1

temocapril hydrochloride：塩酸テモカプリル

化学名：(+)-[(2S, 6R)-6-[[(S)-1-(ethoxycarbonyl)-3-phenylpropyl]amino]-5-oxo-2-(2-thienyl)perhydro-1, 4-thiazepin-4-yl]acetic acid monohydrochloride [1]
効　能：降圧薬　アンジオテンシン変換酵素(ACE)阻害薬 [2]

1. 物理化学的特徴
　・分子式：$C_{23}H_{28}N_2O_5S_2 \cdot HCl$ [1]
　・分子量：513.07 [1]
　・CAS-RN：110221-44-8 [1]
　・構造式 [1]

　・溶解性 [1]

きわめて溶けやすい	メタノール	125 *
溶けやすい	エタノール(99.5)	18.1 *
やや溶けやすい	酢酸(100)	3.59 *
溶けにくい	無水酢酸	0.591 *
溶けにくい	アセトニトリル	0.354 *
きわめて溶けにくい	水	0.0719 *
ほとんど溶けない	ジエチルエーテル	0.0100以下 *

　　　*溶解度(w/v％)

　・融点：明確に示さなかった [1]
　・pKa：約2.8(カルボキシル基)　約4.9(アミノ基) [1]
　・分配係数(log)(オクタノール) [1]
　　　　1.30(pH 2.0)　　2.20(pH 4.0)　　1.10(pH 6.0)　　0.07(pH 8.0)
　・比旋光度：$[\alpha]_D^{20}$；+60〜+68° [1]
　・pH：約3.6 [1]
　・結晶多形：認められない [1]

2. 代謝, 排泄
   ・排泄率：0.6〜1.8％(24 h 尿中未変化体) [*1]

3. 毒　性
   ・単回投与毒性試験(LD_{50})：単位(mg/kg) [*1]
      ＞5 000(マウス；経口)　　　＞5 000(ラット；経口)
   ・反復投与毒性試験(無影響量)：単位(mg/kg/日) [*1]
      1.6(ラット♂：90日；経口)　　＜1.6(ラット♀：90日；経口)
      3(イヌ：90日；経口)　　　　4(ラット：1年；経口)
      3(イヌ：1年；経口)
   ・生殖発生毒性試験(無影響量)：単位(mg/kg/日) [*1]
      1(妊娠前, 妊娠初期投与試験：ラット；経口)
      5(器官形成期投与試験：ラット；経口)
      1(器官形成期投与試験：ウサギ；経口)
      5(周産, 授乳期投与試験：ラット；経口)
   ・その他の特殊毒性 [*1]
      変異原性：認められない
      抗原性：認められない
      癌原性：認められない

4. 商品名 [*2] (製造会社)
   エースコール(三共株式会社)

出典　[*1] 医薬品インタビューフォーム：エースコール錠 1 mg, 2 mg, 4 mg, 三共①②, 2002.1
　　　[*2] 水島裕編集：今日の治療薬－解説と便覧－2004, 南江堂, 2004.3.1

teprenone：テプレノン

化学名：3:2(5E:5Z)geometrical mixture of(9E, 13E)-6, 10, 14, 18-tetramethyl-5, 9, 13, 17-nonadecatetraen-2-one [1]
効　能：消化性潰瘍治療薬　防御因子-増強薬 [2]

1. 物理化学的特徴
- 分子式：$C_{23}H_{38}O$ [1]
- 分子量：330.55 [1]
- CAS-RN：6809-52-5 [1]
- 構造式 [1]

- 溶解性 [1]
    混和する　　　　　メタノール, エタノール, アセトン, クロロホルム, ヘキサン
    ほとんど溶けない　水
- 融点：該当しない 160〜185 ℃(沸点) [1]
- pKa：解離しない [1]
- 分配係数(1-オクタノール)：∞ [1]
- 旋光性：示さない [1]
- 屈折率：n_D^{20}；1.485〜1.491 [1]
- 比重：d_{20}^{20}；0.882〜0.890 [1]

2. 代謝, 排泄
- 排泄率：0.93 %(24 h 尿中) [1]

3. 毒　性
- 単回投与毒性試験(LD_{50})：単位(mg/kg) [1]
    ＞15 000(マウス；経口)　　　＞5 000(マウス；筋肉内)
    ＞10 000(マウス；皮下)　　　3 750(マウス♂；腹腔内)
    3 850(マウス♀；腹腔内)　　＞15 000(ラット；経口)
    ＞5 000(ラット；筋肉内)　　＞10 000(ラット；皮下)
    ＞5 000(ラット♂；腹腔内)　3 500〜5 000(ラット♀；腹腔内)
    ＞1 000(イヌ；経口)
- 反復投与毒性試験(最大無作用量)：単位(mg/kg/日) [1]

　　　　62.5(イヌ：5週；経口)　　　62.5(ラット：13週；経口)
　　　　62.5(ラット：52週；経口)　　100(イヌ：52週；経口)
・生殖発生毒性試験(最大無作用量)：単位(mg/kg/日)*1
　　　＞4 000(妊娠前,妊娠初期投与試験：ラット；経口)
　　　100(器官形成期投与試験：ラット；経口)
　　　＞2 000(器官形成期投与試験：ウサギ；経口)
　　　100(周産,授乳期投与試験：ラット；経口)
・その他の特殊毒性*1
　　　変異原性：認められない
　　　抗原性：認められない

4. **商品名*2(製造会社)**
　　　セルベックス(エーザイ株式会社)
　　　アンタゴスチン(株式会社陽進堂)
　　　エクペック(東和薬品株式会社)
　　　セフタック(沢井製薬株式会社)
　　　テルペノン(共和薬品工業株式会社)

出典　*1　医薬品インタビューフォーム：セルベックスカプセル50 mg,細粒10％,エーザイ[1][2],
　　　　　2002.5改訂
　　　*2　水島裕編集：今日の治療薬－解説と便覧－2004,南江堂,2004.3.1

terbinafine hydrochloride:塩酸テルビナフィン

化学名:(*E*)-*N*-(6, 6-dimethyl-2-hepten-4-ynyl)-*N*-methyl-1-naphthalenemethylaminehydrochloride [1]
効　能:深在性・表在性抗真菌薬(アリルアミン系) [2]

1. 物理化学的特徴

- 分子式:$C_{21}H_{25}N \cdot HCl$ [1]
- 分子量:327.89 [1]
- CAS-RN:78628-80-5 [1]
- 構造式 [1]

- 溶解性 [1]

溶けやすい	メタノール	2.1 *
溶けやすい	酢酸(100)	1.9 *
溶けやすい	エタノール(95)	4.1 *
溶けやすい	エタノール(99.5)	6.4 *
溶けやすい	ジクロロメタン	3.4 *
溶けやすい	クロロホルム	2.4 *
やや溶けにくい	アセトニトリル	71.6 *
やや溶けにくい	2-プロパノール	37.0 *
溶けにくい	水	197.3 *
溶けにくい	無水酢酸	132.6 *
溶けにくい	アセトン	122.5 *
ほとんど溶けない	ジエチルエーテル	20 351.5 *

*:本品1gを溶解するのに要する溶媒量(mL)

- 融点:203〜208℃(分解) [1]
- pKa:7.13±0.06 [1]
- 分配係数(1-オクタノール):74.3(pH 1.2崩壊試験法第1液)　7.4(水) [1]

・pH：3.5〜4.5 [1]
・吸光度：$E_{1\,cm}^{1\%}$(283 nm)；232〜252 [1]

2. 代謝, 排泄
・代謝部位：肝臓 [1]
・排泄部位：尿中および糞中 [1]
・排泄率：約80％(尿中)　約20％(糞中) [1]

3. 毒　性
・単回投与毒性試験(LD_{50})：単位(mg/kg) [1]
　　3 570(マウス♂；経口)　　＞4 000(マウス♀；経口)
　　410(マウス♂；静脈内)　　377(マウス♀；静脈内)
　　＞2 000(マウス；皮下)　　＞4 000(ラット；経口)
　　220(ラット♂；静脈内)　　206(ラット♀；静脈内)
　　＞2 000(ラット；皮下)　　＞2 000(イヌ；経口)
・反復投与毒性試験(無影響量)：単位(mg/kg) [1]
　　30(ラット：26週；経口)　　60(イヌ；26週；経口)
　　68(ラット♂：52週；経口)　　95(ラット♀：52週；経口)
　　25(イヌ：52週；経口)
・生殖発生毒性試験(最大無作用量)：単位(mg/kg/日) [1]
　　50(交配前, 妊娠, 授乳期：ラット；経口)
　　120(器官形成期投与試験：ラット；経口)
　　60(器官形成期投与試験：ウサギ；経口)
　　＞300(周産, 授乳期投与試験：ラット；経口)
・その他の特殊毒性 [1]
　　変異原性：認められない
　　抗原性：認められない
　　癌原性：認められない
　　依存性：認められない
　　眼に関する毒性試験：認められた

4. 商品名 [2] (製造会社)
　　ラミシール(日本チバガイギー株式会社)

出典　[1] 医薬品インタビューフォーム：ラミシール錠125 mg, 日本チバガイギー[1], ノバルティスファーマ[2], 2004.5改訂
　　　[2] 水島裕編集：今日の治療薬－解説と便覧－2004, 南江堂, 2004.3.1

theophylline:テオフィリン

化学名:3, 7-dihydro-1, 3-dimethyl-1H-purine-2, 6-dione [1]
効　能:気管支拡張薬　テオフィリン薬(キサンチン誘導体) [3]

1. 物理化学的特徴

- 分子式:$C_7H_8N_4O_2$ [1]
- 分子量:180.16 [1]
- CAS-RN:58-55-9 [2]
- 構造式 [1]

- 溶解性 [2]

やや溶けやすい	N, N-ジメチルホルムアミド	25 *
溶けにくい	水	152 *
溶けにくい	エタノール(95)	134 *
溶けにくい	クロロホルム	250 *
ほとんど溶けない	ジエチルエーテル	10 000 以上 *
溶ける	水酸化カリウム試液	3.5 *
溶ける	アンモニア試液	2 *

*本品1gを溶解するのに要する溶媒量(mL)

- 融点:271〜275℃ [1]
- pKa:8.77 [2]
- 旋光性:示さない [2]
- 紫外可視吸収スペクトル(λ_{max}):271 nm(水溶液) [2]

2. 代謝,排泄

- 代謝部位:肝臓 [1]
- 排泄部位:尿中 [2]
- 排泄率:約8%(48 h尿中未変化体) [1]

3. 毒性
　・単回投与毒性試験(LD_{50})：単位(mg/kg) *2
　　　410(マウス♂；経口)　　　383(マウス♀；経口)
　　　256(マウス；皮下)　　　　198(マウス♂；静脈内)
　　　202(マウス♀；静脈内)　　202(ラット♂；経口)
　　　176(ラット♀；経口)　　　230(ラット♂；皮下)
　　　192(ラット♀；皮下)　　　158(ラット♂；静脈内)
　　　165(ラット♀；静脈内)
　　　最小致死量
　　　180(イヌ；経口)
　・反復投与毒性試験(最大無作用量)：単位(mg/kg/日) *2
　　　＜37.5(ラット：13週；経口)　　＜75(マウス：13週；経口)
　・生殖発生毒性試験(最大無作用量)：単位(mg/kg) *2
　　　＜100(器官形成期投与試験：マウス；腹腔内)

4. 商品名 *3 (製造会社)
　　テオドール(三菱ウェルファーマ株式会社)
　　テオロング(エーザイ株式会社)
　　スロービッド(日本ヘキサル株式会社)
　　アーデフィリン(沢井製薬株式会社)
　　セキロイド(日本医薬品工業株式会社)
　　テオスロー(共和薬品工業株式会社)
　　テオフルマート(東和薬品株式会社)
　　テルダン(大洋薬品工業株式会社)
　　テルバンス DS(メディサ新薬株式会社)
　　テオドリップ(日研化学株式会社)
　　ユニフィル(大塚製薬株式会社)
　　ユニコン(日本医薬品工業株式会社)
　　ユニコン CR(日本医薬品工業株式会社)
　　テオスロー L(共和薬品工業株式会社)
　　テオフルマート L(東和薬品株式会社)
　　テルダン L(大洋薬品工業株式会社)

出典 *1 医療用医薬品添付文書：テオドール錠100 mg, 200 mg, 三菱ウェルファーマ[1], 日研化学[2], 2005.1改訂
　　*2 医薬品インタビューフォーム：テオロング錠50 mg, 100 mg, 200 mg, 顆粒50％, エーザイ[1][2], 2003.9改訂
　　*3 水島裕編集：今日の治療薬－解説と便覧－2004, 南江堂, 2004.3.1

ticlopidine hydrochloride：塩酸チクロピジン

化学名：5-(2-chlorobenzyl)-4, 5, 6, 7-tetrahydrothieno[3, 2-c]pyridine monohydrochloride [1]

効　能：抗血栓薬　抗血小板薬 [2]

1. 物理化学的特徴
    - 分子式：$C_{14}H_{14}ClNS \cdot HCl$ [1]
    - 分子量：300.25 [1]
    - CAS-RN：53885-35-1 [1]
    - 構造式 [1]

    - 溶解性 [1]

        | 溶けやすい | 酢酸(100) | 3＊ |
        | やや溶けやすい | メタノール | 13＊ |
        | やや溶けやすい | 水 | 17＊ |
        | やや溶けにくい | エタノール | 33＊ |
        | ほとんど溶けない | ジエチルエーテル | 10 000以上＊ |

        ＊本品1gを溶解するのに要する溶媒量(mL)

    - 融点：約205℃(分解) [1]
    - pKa：6.93 ± 0.02 [1]
    - pH：3.5〜4.5(1 g→50 mL水) [1]
    - 吸光度：$E_{1\,cm}^{1\%}(233\,nm)$；230〜250 [1]
    - 紫外部吸収(λ_{max}) [1]

        213,233 nm(メタノール)　　213.5,233 nm(0.1 mol/L塩酸)
        213.5,233 nm(水)

2. 代謝, 排泄
    - 代謝部位：肝臓, 広範囲 [1]
    - 排泄率：0.01〜0.02％(24 h尿中未変化体) [1]

3. 毒　性
　・単回投与毒性試験(LD_{50})：単位(mg/kg) *1
　　　850(マウス♂；経口)　　　600(マウス♀；経口)
　　　＞3 000(マウス♂；皮下)　2 690(マウス♀；皮下)
　　　88(マウス♂；静脈内)　　91(マウス♀；静脈内)
　　　1 780(ラット♂；経口)　　1 800(ラット♀；経口)
　　　＞3 000(ラット；皮下)　　70(ラット♂；静脈内)
　　　79(ラット♀；静脈内)
　・反復投与毒性試験(最大無作用量)：単位(mg/kg/日) *1
　　　40(ラット：1箇月；経口)　　10(ラット：6箇月；経口)
　　　30(サル：12箇月；経口)
　・生殖発生毒性試験(最大無作用量)：単位(mg/kg/日) *1
　　　＞320(妊娠前, 妊娠初期投与試験：ラット；経口)
　　　400(器官形成期投与試験：ラット；経口)
　　　＞200(器官形成期投与試験：ウサギ；経口)
　　　190(周産期・授乳期投与試験：ラット；経口)
　・その他の特殊毒性 *1
　　　変異原性：示さない
　　　抗原性：示さない
　　　依存性：認められない

4. 商品名 *2 (製造会社)
　　　パナルジン(第一製薬株式会社)
　　　ジルペンダー(日新製薬株式会社)
　　　チクピロン(メディサ新薬株式会社)
　　　パチュナ(東和薬品株式会社)
　　　パナピジン(日本ヘキサル株式会社)
　　　パラクロジン(株式会社三和化学研究所)
　　　ピエテネール(株式会社陽進堂)
　　　プロパコール(日清キョーリン製薬株式会社)

出典　*1 医薬品インタビューフォーム：パナルジン錠, 細粒10％, 第一製薬[1][2], 2002.9改訂
　　　*2 水島裕編集：今日の治療薬－解説と便覧－2004, 南江堂, 2004.3.1

ursodeoxycholic acid：ウルソデオキシコール酸

化学名：3α, 7β-dihydroxy-5β-cholan-24-oic acid [1]
効　能：胆道疾患治療薬　催胆薬(胆汁酸利胆薬) [2]

1. 物理化学的特徴
    - 分子式：$C_{24}H_{40}O_4$ [1]
    - 分子量：392.57 [1]
    - CAS-RN：128-13-2 [1]
    - 構造式 [1]

    - 溶解性 [1]

溶けやすい	エタノール(95), エタノール(99.5), 酢酸(100)
溶けにくい	クロロホルム
きわめて溶けにくい	ジエチルエーテル
ほとんど溶けない	水
溶ける	水酸化ナトリウム試液

    - 融点：200〜204℃ [1]
    - pKa：6(30 mM, 37℃　H_2O) [1]
    - 分配係数(log)(1-オクタノール)：0.4(pH 9.0)　0.4(pH 7.0) [1]
    - 旋光度：$[\alpha]_D^{20}$；+59.0〜+62.0° [1]

2. 代謝, 排泄
    - 代謝部位：肝臓 [1]
    - 排泄部位：糞中(一部尿中) [1]
    - 排泄率：27.7％(72 h 糞中)　1.1％(6日尿中) [1]

3. 毒　性
- 単回投与毒性試験(LD_{50})：単位(mg/kg/日)*1
    - ＞5 000(ラット；経口)　　　　＞2 000(ラット；皮下)
    - 1 080(ラット♂；腹腔内)　　　890(ラット♀；腹腔内)
    - 310(ラット♂；静脈内)　　　　320(ラット♀；静脈内)
    - ＞10 000(マウス；経口)　　　5 800(マウス♂；皮下)
    - 6 200(マウス♀；皮下)　　　　1 200(マウス♂；腹腔内)
    - 1 250(マウス♀；腹腔内)　　　285(マウス♂；静脈内)
    - 240(マウス♀；静脈内)
- 反復投与毒性試験(最大無作用量)：単位(mg/kg/日)*1
    - 500(ラット♂；6箇月；経口)　＞100(アカゲザル；6箇月；経口)
- 生殖発生毒性試験(最大無作用量)：単位(mg/kg)*1
    - 1 000(妊娠前, 妊娠初期投与試験：ラット；経口)
    - 1 000(器官形成期投与試験：ラット；経口)
    - ＞20(器官形成期投与試験：ウサギ；経口)
    - 1000(周産, 授乳期投与試験：ラット；経口)
- その他の特殊毒性*1
    - 抗原性：認められない
    - 溶血作用：完全溶血0.3％(イヌ)

4. 商品名*2(製造会社)
    - ウルソ(三菱ウェルファーマ株式会社)
    - ウルソサン(三菱ウェルファーマ株式会社)
    - ウビロン(メディサ新薬株式会社)
    - ウルサミック(ニプロファーマ株式会社)
    - ウルデストン(東和薬品株式会社)
    - ゴクミシン(竹島製薬株式会社)
    - シキコール(全星薬品工業株式会社)
    - ブラウエ(株式会社陽進堂)
    - プレコート(辰巳化学株式会社)
    - レプター(扶桑薬品工業株式会社)

出典　*1　医薬品インタビューフォーム：ウルソサン錠50 mg, ウルソ100, 顆粒, 三菱ウェルファーマ①②, 2003.11改訂
　　　*2　水島裕編集：今日の治療薬－解説と便覧－2004, 南江堂, 2004.3.1

valaciclovir hydrochloride：塩酸バラシクロビル

化学名：2-[(2-amino-1, 6-dihydro-6-oxo-9*H*-purin-9-yl)methoxy]ethyl L-valinatemonohydrochloride [1]

効　能：抗ヘルペスウイルス薬 [2]

1. 物理化学的特徴

- 分子式：$C_{13}H_{20}N_6O_4 \cdot HCl$ [1]
- 分子量：360.80 [1]
- CAS-RN：124832-27-5 [1]
- 構造式 [1]

- 溶解性 [1]

溶けやすい	水
溶けにくい	メタノール
きわめて溶けにくい	エタノール(99.5)
ほとんど溶けない	アセトニトリル
溶けやすい	0.1 mol/L塩酸試液

- 融点：約200℃(分解) [1]
- pKa：1.90　7.47　9.43 [1]
- 分配係数(1-オクタノール)：0.000525(pH 3.7)　0.000467(pH 4.2) [1]
- 比旋光度：$[\alpha]_D^{20}$；約 $-9.3°$ [1]
- pH：3.5(飽和水溶液) [1]

2. 代謝, 排泄
   - 排泄部位：腎臓 [*1]
   - 排泄率：0.4％(24 h 尿中未変化体) [*1]

3. 毒　性
   - 単回投与毒性試験(致死量)：単位(mg/kg) [*1]
     5 000(ラット；経口)　　　　　＞2 000(サル；経口)
   - 反復投与毒性試験(無毒性量)：単位(mg/kg/日) [*1]
     50(ラット：3箇月；経口)　　　200(サル：3箇月；経口)
     60(ラット：12箇月；経口)　　 500(サル：12箇月；経口)
   - 生殖発生毒性試験(無毒性量)：単位(mg/kg/日) [*1]
     100(受胎能および一般生殖能試験：ラット；経口)
     200(器官形成期投与試験：ラット；経口)
     100(器官形成期投与試験：ウサギ；経口)
     50(周産, 授乳期投与試験：ラット；経口)
   - その他の特殊毒性 [*1]
     抗原性：認められない
     癌原性：認められない
     遺伝毒性：認められない

4. 商品名 [*2] (製造会社)
   バルトレックス(グラクソ・スミスクライン株式会社)

出典 [*1] 医薬品インタビューフォーム：バルトレックス錠500, 顆粒50％, グラクソ・スミスクライン[①][②], 塩野義製薬[④], 2003.4改訂
　　[*2] 水島裕編集：今日の治療薬－解説と便覧－2004, 南江堂, 2004.3.1

valsartan：バルサルタン

化学名：(−)-N-{4-[2-(1H-tetrazol-5-yl)phenyl]benzyl}-N-valeryl-L-valine [1]
効　能：降圧薬　アンジオテンシンII受容体(AII)拮抗薬 [2]

1. 物理化学的特徴
    - 分子式：$C_{24}H_{29}N_5O_3$ [1]
    - 分子量：435.53 [1]
    - CAS-RN：137682-53-4 [1]
    - 構造式 [1]

    - 溶解性 [1]

きわめて溶けやすい	メタノール	>1 000 *
きわめて溶けやすい	エタノール(95)	>1 000 *
きわめて溶けやすい	N,N-ジメチルホルムアミド	>1 000 *
溶けやすい	アセトニトリル	73.76 *
溶けにくい	ジエチルエーテル	11.11 *
ほとんど溶けない	水	0.17 *
	pH 2.2(緩衝液)	0.05 *
	pH 4.0(緩衝液)	0.13 *
	pH 6.0(緩衝液)	8.31 *
	pH 7.0(緩衝液)	26.21 *
	pH 8.0(緩衝液)	38.88 *

        *溶解度(mg/mL)

    - 融点：約 103 ℃ [1]
    - pKa：3.90(カルボキシル基)　4.73(テトラゾール基) [1]
    - 比旋光度：$[\alpha]_D^{20}$；−66.2 ～ −66.5° [1]
    - 分配係数(1-オクタノール)：3.62(pH 6.40)　0.46(pH 7.0) [1]

2. 代謝, 排泄
   ・排泄率：9〜14％(48 h尿中未変化体)[*1]

3. 毒　性
   ・単回投与毒性試験(LD_{50})：単位(mg/kg)[*1]
      ＞2 000(ラット；経口)　　　　＞1 000(マーモセット；経口)
   ・反復投与毒性試験(無毒性量)：単位(mg/kg/日)[*1]
      60(ラット：3箇月；経口)　　20(ラット：12箇月；経口)
      60(マーモセット：3箇月；経口)　12(マーモセット：12箇月；経口)
   ・生殖発生毒性試験(無毒性量)：単位(mg/kg/日)[*1]
      10(生殖能試験；ラット；経口)
      60(器官形成期投与試験：ラット；経口)
      2(器官形成期投与試験：ウサギ；経口)
      600(器官形成期投与試験：マウス；経口)
      60(周産, 授乳期投与試験：ラット；経口)
   ・その他の特殊毒性[*1]
      変異原性：陰性または陽性の基準以下
      抗原性：認められない
      癌原性：認められない

4. 商品名[*2] (製造会社)
   ディオバン(日本チバガイギー株式会社)

出典 [*1] 医薬品インタビューフォーム：ディオバン錠20 mg, 40 mg, 80 mg, 日本チバガイギー[①], ノバルティスファーマ[②], 2003.12改訂
　　 [*2] 水島裕編集：今日の治療薬－解説と便覧－2004, 南江堂, 2004.3.1

vancomycin hydrochloride：塩酸バンコマイシン

化学名：(1S, 2R, 18R, 19R, 22S, 25R, 28R, 40S)-50-[2-O-(3-Amino-2, 3, 6-trideoxy-3- C-methyl-α-L-$lyxo$-hexopyranosyl)-β-D-glucopyranosyloxy]-22-carbamoylmethyl-5, 15-dichloro-2, 18, 32, 35, 37-pentahydroxy-19-[(2R)-4-methyl-2-(methylamino)pentanoylamino]-20, 23, 26, 42, 44-pentaoxo-7, 13-dioxa-21, 24, 27, 41, 43-pentaazaoctacyclo[26.14.2.2$^{3, 6}$.2$^{14, 17}$.1$^{8, 12}$.1$^{29, 33}$.0$^{10, 25}$.0$^{34, 39}$]pentaconta-3, 5, 8, 10, 12(50), 14, 16, 29, 31, 33(49), 34, 36, 38, 45, 47-pentadecaene-40-carboxylic acid monohydrochloride *1

略　号：VCM *1

効　能：抗生物質　ペプチド系薬 *2

1. 物理化学的特徴

・分子式：$C_{66}H_{75}Cl_2N_9O_{24} \cdot HCl$ *1
・分子量：1485.71 *1
・CAS-RN：1404-93-9 *1
・構造式 *1

- 溶解性 [1]
    溶けやすい　　　　　　水　　　　　　2.9*
    きわめて溶けにくい　　エタノール(95)　3 300*
    ほとんど溶けない　　　ジエチルエーテル 10 000 以上 *
    ＊本品 1 g を溶解するのに要する溶媒量(mL)

- 融点：明確な融点を示さない(120 ℃以上で徐々に着色し分解する) [1]
- pKa：pKa1 ＝ 2.9(カルボキシル基)
    pKa2 ＝ 7.2, pKa3 ＝ 8.6(アミノ基)
    pKa4 ＝ 9.6, pKa5 ＝ 10.5, pKa6 ＝ 11.7(フェノール性水酸基) [1]
- 旋光度：$[\alpha]_D^{20}$；－30 ～ －40°
    　　　　　(乾燥物に換算したもの, 200 mg, 水 20 mL, 100 mm) [1]
- pH：2.5 ～ 4.5[50 mg(力価)／水 1 mL, 20 ～ 30 ℃] [1]
- 吸光度：$E_{1\ cm}^{1\%}$ (281 nm)；40 ～ 50
    　　　　　(脱水物に換算したもの, 20 mg, 水 20 mL) [1]

2. 代謝, 排泄
- 排泄部位：腎臓 [1]
- 排泄率：90.9 ％(72 h 尿中)[投与量 1.0 g(力価)] [1]

3. 毒　性
- 単回投与毒性試験(LD_{50})：単位(mg/kg) [1]
    742.5(ラット Wistar 系♂；静脈内)　　　762.0(ラット Wistar 系♀；静脈内)
    ＞ 10 000(ラット Wistar 系；経口)
- 反復投与毒性試験(最大無影響量)：単位(mg/kg/日) [1]
    40(ラット Fischer344 系：1 箇月；静脈内)　70(ビーグル犬：1 箇月；静脈内)
- 生殖発生毒性試験(最大無影響量)：単位(mg/kg/日) [1]
    母動物：40(器官形成期投与試験：ラット母動物；静脈内)
    母動物：40(器官形成期投与試験：ウサギ母動物；静脈内)
- その他の特殊毒性 [1]
    変異原性：認められない
    腎毒性：100 mg/kg/日では腎に影響を及ぼさなかった
    　　　　(ラット；単回静脈内投与)
    　　　　200 mg/kg/日では異常が認められなかった
    　　　　(ラット；21 日間反復皮下投与)
    聴器毒性：認められない(モルモット, スナネズミ；腹腔内投与)

4. 商品名 *² (製造会社)
   塩酸バンコマイシン(日本イーライリリー株式会社)
   塩酸バンコマイシン「メルク」(メルク・ホエイ株式会社：輸入元)
   ストラシン(メルシャン株式会社)
   ソルレイン(東和薬品株式会社)
   バンコマイシン「MEEK」(小林化工株式会社)
   バンマイシン(日本医薬品工業株式会社：輸入元)

出典 *1 医薬品インタビューフォーム：塩酸バンコマイシン点滴静注用 0.5 g,日本イーライリリー[①],塩野義製薬[②], 2005.5 改訂
   *2 水島裕編集：今日の治療薬－解説と便覧－ 2004, 南江堂, 2004.3.1

voglibose：ボグリボース

化学名：(+)-1L-[1(*OH*), 2, 4, 5/3]-5-[2-hydroxy-1-(hydroxymethyl)ethyl]amino-1-*C*-(hydroxymethyl)-1, 2, 3, 4-cyclohexanetetrol [1]
効　能：糖尿病治療薬　αグルコシダーゼ阻害薬 [3]

1. 物理化学的特徴
   - 分子式：$C_{10}H_{21}NO_7$ [1]
   - 分子量：267.28 [1]
   - CAS-RN：83480-29-9 [4]
   - 構造式 [1]

   - 溶解性 [1]

きわめて溶けやすい	水
溶けやすい	酢酸(100)
溶けにくい	メタノール
きわめて溶けにくい	エタノール(99.5)
ほとんど溶けない	ジエチルエーテル

   - 融点：約166℃ [1]

2. 代謝, 排泄
   - 排泄率：0.6〜1.7％(尿中) [2]

3. 毒　性
   - 有用な情報なし

4. 商品名 [3] (製造会社)
   ベイスン(武田薬品工業株式会社)

出典 [1] 医療用医薬品添付文書：ベイスン錠0.2, 0.3, 武田薬品工業①②, 2004.9改訂
　　 [2] 医療薬学研究会：2004年版薬剤師のための常用医薬品情報集, 廣川書店, 2004.2.15
　　 [3] 水島裕編集：今日の治療薬−解説と便覧−2004, 南江堂, 2004.3.1
　　 [4] http://www.chemexper.com/

医薬品情報掲載許諾会社一覧

アステラス製薬株式会社
アベンティス ファーマ株式会社
エーザイ株式会社
大塚製薬株式会社
小野薬品工業株式会社
杏林製薬株式会社
協和発酵工業株式会社
麒麟麦酒株式会社
グラクソ・スミスクライン株式会社
呉羽化学工業株式会社
寿製薬株式会社
三共株式会社
シェリング・プラウ株式会社
塩野義製薬株式会社
住友製薬株式会社
生化学工業株式会社
ゼリア新薬工業株式会社
第一製薬株式会社
タイコ ヘルスケア ジャパン株式会社
大正製薬株式会社
大日本製薬株式会社
武田薬品工業株式会社

田辺製薬株式会社
中外製薬株式会社
帝人ファーマ株式会社
鳥居薬品株式会社
日医工株式会社
日本ケミカルリサーチ株式会社
日本シエーリング株式会社
日本ベーリンガーインゲルハイム株式会社
ノバルティス ファーマ株式会社
バイエル薬品株式会社
万有製薬株式会社
ファイザー株式会社
三笠製薬株式会社
三菱ウェルファーマ株式会社
明治製菓株式会社
メルク・ホエイ株式会社
持田製薬株式会社
ヤンセン ファーマ株式会社
ユーシービージャパン株式会社
ワイス株式会社

（アイウエオ順）

※2005年4月1日より，山之内製薬株式会社と藤沢薬品工業株式会社は合併し，アステラス製薬株式会社に変更
※2005年10月1日より，大日本製薬株式会社と住友製薬株式会社は合併し，大日本住友製薬株式会社に変更
※2005年10月1日より，呉羽化学工業株式会社は株式会社クレハに社名変更

商品名索引

【ア】

アーチスト ... 34	アダラート L ... 146
アーチメント ... 28	アダラート CR ... 146
アーチワン ... 34	アダント ... 198
アーデフィリン ... 222	アテノート ... 34
アイケア ... 198	アデビロック ... 61
アイソボリン ... 121	アデフロニック ... 191
アイタント ... 47	アデフロニック L ... 191
アイラックス ... 3	アテミノン ... 152
アクチオス ... 3	アテロパン ... 75
アクチダス ... 3	アドマック ... 198
アシクリル ... 3	アトロンボン ... 203
アシクロビン ... 3	アナチフェン ... 107
アシクロメルク ... 3	アナバン ... 191
アシノン ... 152	アニスト ... 34
アシビル ... 3	アノプロリン ... 8
アシロベック ... 3	アプラチン ... 68
アシロミン ... 3	アプロバン ... 139
アズクレニン S ... 122, 180	アポジピン ... 139
アズサレオン ... 68	アポジピン L ... 139
アスゼス ... 82	アムネゾン ... 26
アストリック ... 3	アムロジン ... 14
アズノール ... 180	アリカンテ ... 63
アズノール ST ... 180	アリスメット ... 8
アスピゾン ... 191	アリセプト ... 53
アズプロ ... 180	アルカドール ... 6
アスモット ... 68	アルサズレン ... 122, 180
アズラビン ... 180	アルサポート ... 198
アスリカン ... 198	アルセチン ... 205
アズレミック ... 180	アルツ ... 198
アズレン ... 122, 180	アルビード ... 68
アズレン G ... 180	アルファロール ... 6
アゾテシン ... 180	アレグラ ... 84
アタナール ... 146	アレゲイン ... 68
アダラート ... 146	アレジオテック ... 68
	アレジオン ... 68
	アレナピオン ... 68

237

アレルオフ	68
アレルナート	189
アレロック	156
アロートール	6
アロシトール	8
アロチーム	8
アロック	8
アロトップ L	146
アロファルム	77
アロリン	8
アンサチュール	75
アンジーフ	8
アンタゴスチン	218
アンタップ R.	103
アントブロン	12
アンプラーグ	176
アンブロン	12
アンペクト	146

【イ】

イオソール	98
イオパーク	98
イオパミロン	100
イオベリン	98
イコペント	75
12％イスポール	122
イセジピール	139
イソコロナール R.	103
イソピット	103
イトリゾール	105
イリナトロン	191
インタール	189
インタール UD	189
インダスト	94, 187
イントニス	63
イントロン A	96

【ウ】

ウインクル N	142
献血ヴェノグロブリン-IH	164
ウナスチン	201
ウビロン	226
ウルサミック	226
ウルソ	226
ウルソサン	226
ウルデストン	226

【エ】

エースコール	216
AZ	180
エクバール	47
エクペック	218
エジェンヌ	47
エスカトニール	61
エスポー	70
エチカーム	77
エチセダン	77
エチドラール	77
エナラート	63
エナラプリル M	63
エナラメルク	63
エバステル	57
エパデール	75
エパデール S	75
エパフィール	75
エパロース	75
エパンド	75
エポジン	72
エマーゲン G	180
エマベリン	146
エマベリン L	146
エメラドール	75
エリンダシン	61
エルカ	61
エルシトニン	61
エルシボン	6
エルピナン	68
エルベスタール	61
エレキスト	61
エレクター	107
塩酸バンコマイシン	232
塩酸バンコマイシン「メルク」	232

【オ】

オイパロミン	100
オキミナス	201
オキリコン	203
オサグレン	203

オザグロン	203	カルデナリン	55
オザペン	203	カルトラン	139
オザマリン	203	カルネート	63
オザメルク	203	カルフィーナ	6
オノン	166	カルブタン	113
オバニロン	100	カロマイドMe	130
オパプロスモン	124	冠動注用ミリスロール	150
オパルモン	124	カンファタニン	201

【キ】

オプサン	137	キサクロット	203
オフタルギー	189	キサラートL	146
オプチラン	124	キサラタン	112
オプチレイ	102	キサンボン	203
オペガン	198	キセプレン	107
オペガンハイ	198	キネダック	66
オペタール	47	キフロビット	203
オペリード	198		
オペリードHV	198		

【ク】

オムニパーク	98	クィーブラン	113
オリピス	205	クールウェイ	189
オルゾロン	134	グッドミン	26
オロロックス	201	グペリース	77
		クモロール	189

【カ】

ガイサール	122, 180	グラケー	132
カサンミル	146	クラチフェン	107
カサンミルS	146	クラビット	119
ガスイサン	79	クラリシッド	49
ガスター	79	クラリス	49
ガスドック	79	クラルート	51
ガスペラジン	79	クラルートR	51
ガスポート	79	グリベック	90
ガスメット	79	クリマーゲンES	79
ガスモチン	136	グリマック	122, 180
ガスリック	79	グルコバイ	1
ガスリックD	79	グルミン	122
カタクロット	203	クレメジン	32
カタクロン	203	グロウジェクト	210
カブセーフ	77	グロスパール	3
カモスタール	28	クロベート	3
カモステート	28	献血グロベニン-I	164
ガモファー	79	クロモフェロン	189
カリアント	103	クロモリーク	189
カルサップ	6	グロリアミン	122, 180
カルスロット	128		

商品名索引

グロント	47

【ケ】

ケイツー	132
ケイツー N	132
ケトチロン	107
ケトテン	107
ケパクル L	146
ケミガスチン	79
ケミスポリン	41
献血ヴェノグロブリン-IH	164
献血グロベニン-I	164
ケンタン	201
ケンペラート SR	24

【コ】

コアヒビター	137
ゴクミシン	226
コデソルバン	12
コニール	20
コバメチン	130
コフノール	12
コメスゲン	130
コリネール L	146
コレリット	205
コロジレート	146
コロヘルサー R.	51

【サ】

サークレス	103
サアミオン	142
サイゼン	210
ザイロリック	8
ザクール	63
ザジテン	107
ザジトマ	107
サビスミン TP	191
サフラック	191
サメット	137
サリペックス	139
サリペックス LA	139
サルジメン	107
ザルチフェン	107
サルモシン	142

サロベール	8
サワチオン S	142
サワテン	113
サワドール L	103
サワドール S	103
サンアシル	3
ザンタック	168
サンディミュン	45
サンベタゾン	22
サンリス	162
サンリズム	162

【シ】

ジアセラ L	103
ジェノトロピン	210
ジェノトロピンカビクイック	210
シキコール	226
ジキリオン	107
シグマート	144
シグランコート	144
ジクロード	191
ジクロスター	191
シスカルボン	113
シスレコン	75
ジスロマック	18
ジドレン	150
ジフルカン	86
ジプレキサ	154
ジルテック	43
シルビノール	144
ジルペンダー	224
シロシナミン	47
シロステート	47
シロスメルク	47
シロスレット	47
シンスタチン	178
シンバメルク	178
シンベノン	63
シンベラミン	26

【ス】

スタフルミン	191
ステラロール B	22
ストマルコン	79

ストラシン	232	ゾビスタット	3
ストリーム	137	ゾビラックス	3
スパシオール	63	ソルミラン	75
スプデル	107	ソルレイン	232
スベニール	198	ソルレモン	191
スペルゾン	185, 208	ソルレモン SR	191
スリノフェン	201	ソロムコ	12
スルタムジン	185, 208		
スルペゾール	185, 208		
スルペラゾン	185, 208		
スロービッド	222		

【タ】

ダイスパス SR	191
タイトスタン	185, 208
タケプロン	110
タケプロン OD	110
タップラミン	205
タナトリル	92
タミフル	158

【セ】

セキトン	107
セキロイド	222
ゼストロミシン	26
セデコパン	77
セパミット	146
セパミット R	146
セピドナリン	41
セファピコール	41
セフォセフ	185, 208
セフォチアロン	41
セフォン	185, 208
セフゾン	38
セフタック	218
セブテット	82
セフロニック	185, 208
ゼフロプト	124
セリース	63
セルゴチン S	142
セルスポット	82
セルタッチ	82
セルファミン N	142
セルベックス	218
セレイド S	142
セレジスト	212
セレスナット	51
セロスチム	210

【チ】

チエナム	94, 187
チエペネム	94, 187
チオスター	79
チクピロン	224
チザノン	152
チムケント	68

【ツ】

ツルセピン	139

【テ】

デアセロン	203
ティアバランス	198
ディーアルファ	6
ディオバン	230
テオスロー	222
テオスロー L	222
テオドール	222
テオドリップ	222
テオフルマート	222
テオフルマート L	222
テオロング	222
デズワルト	107
デゾラム	77
デパス	77
デムナット	77

【ソ】

ソクワール N	142
ゾビアトロン	3
ゾビクロビル	3

商品名索引

テルダン	222
テルダン L	222
テルバンス DS	222
テルペノン	218

【ト】

トイ	134
トークタール	189
トーワジール	148
トーワズレン	122, 180
トーワラート	146
トーワラート L	146
ドセル	191
トミール	3
トヨファロール	6
ドラケルン	107
ドルーミン	189
ドルセン	152
ドルナー	182
ドルナリン	182
ドローマー	139

【ナ】

ナオタミン	137
ナスパルン	185, 208
ナックレス	51
ナックレス L	51
ナトリス SR	24
ナパゲルン	82
ナファタット	137
ナファン	137
ナボール	191
ナボール SR	191
ナモスタット	137

【ニ】

ニカルピン	139
ニコアゾリン	86
ニコゼット	198
ニコデール	139
ニコデール LA	139
ニコランジス	144
ニコランタ	144
ニコランマート	144

ニザチロン	152
ニザチン	152
ニザテノン	152
ニザトリック	152
ニザノン	152
ニザメルク	152
ニスタジール	139
ニチカード	107
ニデロン	198
ニトソルビド	103
ニトラス	103
ニトロール	103
ニトロール R	103
ニトログリセリン	150
ニトログリセリン ACC	150
ニトロダーム TTS	150
ニトロバイド	103
ニトロフィックス	103
ニトロペン	150
ニバジール	148
ニバディップ	148
ニフェスロー	146
ニフェラート L	146
ニューロタン	126
ニルジラート	148
ニレーナ	146
ニレーナ L	146

【ネ】

ネオーラル	45
ネオメルク	45
ネストローム	26

【ノ】

ノイトロジン	115
ノイファン	8
ノイメチコール	130
ノクスタール	26
ノスラン	189
ノズレン	180
ノバロック	92
ノブフェン	201
ノルディトロピン	210
ノルバスク	14

ノンネルブ 77

【ハ】

ハークミラー 107
ハーフタツミ 79
ハイビスコ 198
パキシル 160
バクフォーゼ 185, 208
パゼアジン 51
パゼアジン R 51
パセトクール 41
バソゴリン S 142
バソレーター 150
バソレーター RB 150
パチュナ 224
パナビジン 224
パナルジン 224
パラクロジン 224
パルギン 77
パルクス 10
バルトレックス 228
ハルナール 214
パルペジノン 139
パルペジノン LA 139
ハロスポア 41
バンコマイシン「MEEK」 232
バンコミン 130
パンスポリン 41
バンマイシン 232

【ヒ】

ヒアール 198
ヒアガード 198
ヒアルオペ 198
ヒアルトーワ 198
ヒアレイン 198
ヒアロス 198
ヒアロンサン 198
ヒーロン 198
ヒーロン V 198
ピエネール 224
ビエルゾン S 142
ピオネス 198
ヒカミロン 198

ビクロックス 3
ヒシドール 100
ビスカルツ 86
ビスコキング 198
ビスコケア 198
ヒズレン S 122, 180
ビゾクロス 3
ピナジオン 68
ヒュースレン 198
ヒューマトロープ 210
ヒルブリン N 142
ビルヘキサル 3
ヒロスタス R 51

【フ】

ファモガスト 79
ファモスタジン 79
ファモセット 137
ファルジー 82
ファルプリル 63
ファルラックス 3
ファンテゾール 47
フェルビナク P「EMEC」 82
フオイパン 28
フサコール 107
フサン 137
ブシャール SR 24
ブセトン 191
ブセロン 137
ブテロン 201
ブナトール SR 24
フマルトン 107
フマルフェン 107
ブラークハウス 28
ブラウエ 226
ブラウリベラ 168
プラチビット 6
フラノス 86
プラバスタチン Na 205
プラバスタン 205
プラバチン 205
プラバメイト 205
プラバロン 205
フランドル 103

商品名索引

プリンク	10		ベザテリオ SR	24
フルカード	86		ベザトール SR	24
フルカジール	86		ベザフィブレート SR	24
フルコナール	86		ベザリップ	24
フルコナゾン	86		ベザレックス SR	24
フルコナメルク	86		ベストルナー	182
プルスマリン A	12		ベタメサゾン	22
フルゾール	86		ペトロール SR	24
フルタイド	88		ペナピー	107
フルタンゾール	86		ベファルラート SR	24
フルマリン	194		ベプラリード	182
フルラビン	86		ベラストリン	182
プレコート	226		ベラドルリン	182
プレシン	191		ベラプ	137
プレスタゾール	47		ベリアトール SR	24
プレタール	47		ベルクスロン	3
プレトモール	47		ペルジピン	139
フレニード	47		ペルジピン LA	139
プレント	189		ヘルツァー S	150
ブローミィ	12		ベルナール	182
プロゴーギュ	79		ヘルピニン R	103
プロサイリン	182		ベルベゾロン	22
プロスター M	79		ヘルベッサー	51
プロスタリン	182		ヘルベッサー R	51
プロスナー	182		ヘルボッツ	68
プロゾーム	26		ベルラー	182
プロチゾラン	26		ヘルラート	146
プロテアミン	122		ヘルラート L	146
プロドナー	182		ヘルラートミニ	146
プロパコール	224		**【ホ】**	
プロビスク	198		ポエルテン	134
プロプレス	30		ポセビン	61
プロメトン	26		ポノフェン	12
フロモックス	36		ホルダゾール	47
プロルナー	182		ボルタレン	191
プロレナール	124		ボルタレン SR	191
【ヘ】			ボルマゲン	191
ベイスン	235		ホンパスチン	41
ベータメサ	22		ボンフェナック	191
ペオナール	75		**【マ】**	
ベギータ	191		マーズレン ES	122, 180
ベザスター SR	24		マーズレン-S	122, 180
ベザテート SR	24			

商品名索引

マイバスタン	205
マゴチフェン	107
マリボロン	146
マリレオン N	142

【ミ】

ミオカルジー	51
ミオコール	150
ミコシスト	86
ミタピラ	139
ミタヤク	189
ミデナール L	24
ミリステープ	150
冠動注用ミリスロール	150
ミンドロチン	205

【ム】

ムコサール	12
ムコサール L	12
ムコスタ	170
ムコセラム	12
ムコソルバン	12
ムコソルバン L	12
ムコダイン	113
ムコトロン	113

【メ】

メイアクト	39
メキシチール	134
メキシレート	134
メキトライド	134
メクロセリン	12
メコラミン	130
メシタット	28
メズサビド	103
メチクール	130
メチコバール	130
メチコバイド	130
メチスタ	113
メディトランス	150
メディピース	77
メデジオン	68
メバスタン	205
メバスロリン	205

メバトルテ	205
メバラチオン	205
メバリッチ	205
メバレクト	205
メバロカット	205
メバロチン	205
メバン	205
メラボン	107
メレート	134

【モ】

モイオパーク	98
モイオパミン	100
モーズン	77
モスパン	28
モバレーン	134
モリカトニン	61

【ユ】

ユニコン	222
ユニコン CR	222
ユニヒロン	198
ユニフィル	222
ユピテル	68
ユリモラン	26

【ヨ】

ヨウコバール	130
ヨウズレン G	180
ヨウズレン S	122, 180
ヨウチアゼム	51
ヨウフェナック	191

【ラ】

ラジカット	59
ラジストミン	139
ラジストミン L	139
ラスカルトン	61
ラデン	168
ラニザック	168
ラニタック	168
ラニメルク	168
ラミアン	178
ラミシール	220

ラミタレートL	146	レストマートN	142
ラリルドン	63	レセプロン	28
		レチコラン	130

【リ】

リーナック	28	レトラック	201
リスパダール	174	レドルパー	26
リダックM	205	レナベリック	63
リネステロン	22	レニベース	63
リノジェット	189	レニベーゼ	63
リノロサール	22	レニメック	63
リピトール	16	レノペント	63
リファタックL	103	レビンベース	63
リファタックテープS	103	レプター	226
リプル	10	レベトール	172
リポオフ	178	レマール	146
リボール	8	レリート	63
リポコバン	178	レンデム	26
リポザート	178	レンドルミン	26
リポダウン	178	レンドルミンD	26
リポバス	178		
リポバトール	178		
リポブロック	178		

【ロ】

リモデリン	6	ローコール	196
リュープリン	117	ローミス	130
リュープリンSR	117	ロキソニン	201
リンゲリーズ	201	ロキペイン	201
リンデロン	22	ロゼオール	201
		ロタゾナ	47
		ロニアン	146
		ロルフェナミン	201
		ロンフルマン	26

【ル】

【ワ】

ルゲオン	189	ワークミン	6
ルフレン	122, 180	ワイスタール	185, 208
ルボラボン	113	ワンアルファ	6
ルミステロン	198		

【レ】

レクトス	191

【編集担当者】

　大上浩司　（東和科学株式会社環境計測部）
　小請淳子　（東和科学株式会社環境計測部）
　小森行也　（独立行政法人土木研究所水循環研究グループ）
　鈴木　穣　（独立行政法人土木研究所水循環研究グループ）
　八十島誠　（東和科学株式会社循環資源プロジェクト）

[五十音順]

人用医薬品物理・化学的情報集
健全な水循環システムの構築に向けて

定価はカバーに表示してあります．

2005年11月20日1版1刷発行　　　　ISBN 4-7655-0243-0 C3047

編　者	独立行政法人土木研究所
	東和科学株式会社
発行者	長　　滋　彦
発行所	技報堂出版株式会社

〒102-0075　東京都千代田区三番町8-7
　　　　　　　　　　（第25興和ビル）

日本書籍出版協会会員
自然科学書協会会員
工学書協会会員
土木・建築書協会会員

Printed in Japan

電　話　営　業　(03)(5215)3165
　　　　編　集　(03)(5215)3161
Ｆ　Ａ　Ｘ　　　(03)(5215)3233
振替口座　00140-4-10
http://www.gihodoshuppan.co.jp/

© Public Works Research Institute, TOWA KAGAKU Co.Ltd., 2005

装幀　芳賀正晴　印刷・製本　技報堂

落丁・乱丁はお取り替え致します．
本書の無断複写は，著作権法上での例外を除き，禁じられています．

● 小社刊行図書のご案内 ●

水処理薬品ハンドブック
藤田賢二 著

A5・318頁

　薬品を軸に，水処理にかかわる技術を集大成した書．薬品注入の技術は，化学の基礎知識から，機械，電気，計装のエンジニアリング，配管工事等の末端技術まで，工学の広い範囲にまたがっている．しかし，いずれの分野においても，要求される知識はさほど高いものではなく，むしろ，それらをいかに有効に使い，どうまとめ上げるかということが要点になる．本書は，そのような観点から，薬品注入に関する技術情報をできる限り大量に収集し，大局から個別へと整理して，実務的に解説した書である．

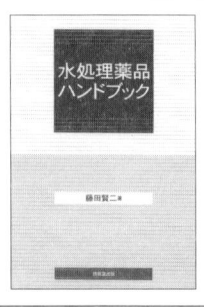

アプローチ環境ホルモン
―その基礎と水環境における最前線―
日本水環境学会関西支部 編

A5・286頁

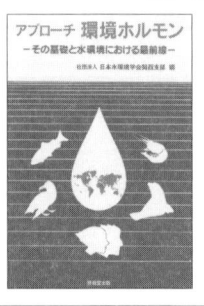

　外因性内分泌撹乱化学物質，いわゆる環境ホルモンについて，基礎的・原理的内容から最新データまでをまとめた書．問題の歴史的経緯，定義と作用機構，影響とリスク，水環境汚染の現状，検知・分析法，解決に向けての取組み等を，広範な読者向けにわかりやすく紹介している．

非イオン界面活性剤と水環境
―用途，計測技術，生態影響―
日本水環境学会［水環境と洗剤研究委員会］編

A5・246頁

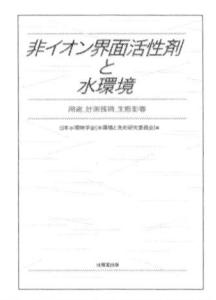

　洗剤に含まれる非イオン界面活性剤の成分の一部には，環境ホルモン（内分泌撹乱物質）としての動態を疑われるものがある．本書は，洗剤と水環境とのかかわりについて精力的に研究を続けてきた委員会が，最新知見を集大成した書である．

技報堂出版　TEL 編集03(5215)3161 営業03(5215)3165
　　　　　　FAX 03(5215)3233